What does it mean to rule out tuberculosis?
Let me explain.

結核を除外するとはどういうことか教えます

大藤 貴 著

国立国際医療研究センター
国府台病院呼吸器内科

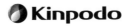

序文

「結核を除外する」とはどういうことか、という壮大なテーマに挑戦しました。

「結核を除外する」とは、喀痰検査で結核菌が検出されないことではありません。喀痰で陰性という結果は、「喀痰で検出されるような肺結核ではない」ということに過ぎず、結核が否定されたわけではないのです。このことは、胃液や胸水など他の検体にも当てはまります。

「結核を除外する」とは、「結核ではないと確信できる」ことです。それを達成するには、結核という病気を深く理解し、「もし結核ならこうなる」と具体的に想像できることが必要です。

本書は、米国内科学会日本支部で行ったレクチャー「内科医のための結核診療入門」を基に、普段結核診療に携わる機会が少ない先生方に、結核の奥深さと診療の魅力を伝えるために執筆しました。

本書では、結核の特徴や診断方法に加え、治療法についても詳しく解説しています。さらに、肺結核に限らず、腸結核、リンパ節結核、髄膜炎など多岐にわたる肺外結核にも重点を置いています。これらの診断・治療法を含め、結核という病気を多角的に捉えられる内容となっています。

また、日常診療に役立つ豆知識も盛り込みましたので、楽しんでお読みいただければ幸いです。本書が結核症の理解や診療に役立つ一助となれば幸いです。ちなみに、本書のイラストはほぼすべて筆者が作成したものです。

本書の制作には5年以上の歳月を費やしました。執筆が速い方ではありませんが、書き始めてすぐにCOVID-19の流行が始まったことも長期化の要因となりました。未知の感染症と向き合う日々は、初めて結核診療に携わった頃の気持ちを思い起こさせてくれました。この場を借りて、浅井さん、井上さんをはじめ、長く支えてくださった皆様に心より感謝を申し上げます。

2024年12月
大藤貴

目次

序文 —————— i

Chapter I 結核の特徴　　1

1 結核菌の特徴と感染の仕組み —————— 2

（結核の分類と形態／結核菌の転移の仕方）

2 とってもざっくりした結核の免疫 —————— 5

（免疫が起こる前の話（感染するまで）／自然免疫の出動、マクロファージと結核菌の壮絶なるバトル／細胞性免疫とインターフェロンγ／インターフェロンγによるマクロファージの活性化／焼け野が原から肉芽腫へ）

3 結核の感染対策について —————— 9

（結核菌は飛沫核感染（空気感染）する／防御のためのN95、広めないためのサージカル／高齢者入院の「結核あるあるパターン」で、アンテナを張っていこう）

4 宮崎駿監督と結核症について —————— 13

（『風立ちぬ』／『風の谷のナウシカ』／『となりのトトロ』）

Chapter II 検査と診断　　19

1 結核の画像診断 —————— 20

（結核の胸部X線／結核の胸部CT画像）

2 IGRA —————— 32

（インターフェロンγ遊離試験（Interferon Gamma Released Assay：

IGRA）は何か／ツベルクリン反応／IGRA とは何か／QFT と T-SPOT の違い）

3　結核菌の微生物検査 —— 36

（塗抹検査について／培養検査について／核酸増幅法について／喀痰検査の感度を上げる工夫）

Chapter III　結核の治療法　　45

1　結核の化学療法 —— 46

（結核の標準治療、2HRZE4HR／抗結核薬の略称／結核の化学療法、3つの役割／耐性菌と併用治療／標準治療と"three-population-model"／Dormant（休眠状態の菌）は駆逐できない）

2　抗結核薬 —— 54

（標準治療に用いられる抗結核薬／イソニアジド（isoniazid：INH）／リファンピシン（rifampicin：RFP）／エタンブトール（ethambutol：EB）／ピラジナミド（pyrazinamide：PZA））

3　潜在性結核 —— 63

（潜在性結核症って何／「潜在性結核症を治療」とはどういうことか／潜在性結核症の診断／IGRA の的中率に注意する／IGRA が陰性でも、肺野に陳旧性陰影（ちょっとした石灰化）がある場合／どんな人に「潜在性結核症の治療」が必要なのか／潜在性結核症を検索し治療するケース／潜在性結核症の治療）

4　結核菌と似ているようで全然違う非結核性抗酸菌症 —— 71

（増えています／非結核性抗酸菌の治療／いろいろな非結核性抗酸菌）

5　肺結核の外科的治療 ―――――――――――――――― 77

（虚脱療法／人工気胸術／胸郭形成術／骨膜外充填術／直達療法）

Chapter IV　肺結核と肺外結核　　81

1　肺結核・肺外結核の仕組み ―――――――――――――― 82

（管内性転移／リンパ行性転移／血行性転移／結核症の特別な進展形式）

2　転移の仕組み ―――――――――――――――――――― 86

（結核は腫瘍のように転移する／初感染と初期変化群／過去の感染を疑うCT所見／肺野の陳旧性結核病変と生物学的製剤／初感染と血行性転移）

3　結核性胸膜炎 ―――――――――――――――――――― 90

（肺に水がたまる？／結核性胸膜炎が起こる仕組み／結核性胸膜炎は「結核菌に対する免疫反応（遅発型の過敏反応）」で生じる／胸腔穿刺による胸水の鑑別診断／結核性胸水の特徴／胸水のADA（アデノシンデアミナーゼ）／最終手段としての胸膜生検／結核性胸膜炎を見たら、今一度喀痰の検査を）

4　腸結核 ―――――――――――――――――――――― 98

（腸結核の病態生理／非特異的な腸結核の症状／腸結核の診断）

5　リンパ節結核（頚部リンパ節結核） ―――――――――― 104

（頚部リンパ節結核の診断／頚部リンパ節結核の鑑別診断）

6　脊椎カリエス ―――――――――――――――――――― 110

（脊椎カリエスとは／画像所見／早期の診断が困難／内服治療が原則）

7　結核性髄膜炎 ―――――――――――――――――――― 116

（結核性髄膜炎の症状と病期／髄液の抗酸菌検査／結核性髄膜炎の髄液所見／頭部画像所見／結核性髄膜炎は実際どのように診断・治療するのか？）

8 重症結核（粟粒結核・敗血症・ARDS について）———— 123

（粟粒結核は結核の「血流感染」で起こる／肺結核と粟粒結核の違い／粟粒結核と血液感染症／結核と敗血症・敗血症性ショック／粟粒結核と ARDS(Acute Respiratory Distress Syndrome)）

9 喘息かと思ったら気管支結核だった話———— 129

（症例／喘息と気管支結核の区別は意外に難しい／中枢気道の閉塞をきたす鑑別疾患）

10 結核の診断的治療について———— 137

（肺外結核の場合／肺結核の場合／診断的治療の注意点）

索引 ———— 140
著者プロフィール – 144

COLUMN

ツベルクリンの歴史にまつわるエトセトラ ——35／
PCR 法いろいろ —— 40／paradoxical reaction —— 61／
正岡子規と脊椎カリエス —— 112

Chapter I
結核の特徴

Chapter I　結核の特徴

1 結核菌の特徴と感染の仕組み

　今では常識ですが、結核症は結核菌（*Mycobacterium tuberculosis*）による感染症です。1882年3月24日、ロベルト・コッホさんが見つけました。その偉業をリスペクトし、3月24日は世界結核デーと言われています。
　「彼を知り己を知れば百戦殆からず」とあるように、まずは「結核菌」自体を知っておきましょう。

1 結核の分類と形態

　結核菌は「**抗酸菌**」に分類されます。「抗酸菌」と呼ばれる理由は、一旦染まった色素が、塩酸アルコールでも脱色されないためです。胃酸で分解されないから抗酸菌というのではありません。本当に豆知識ですが。
　結核菌は幅が 0.3〜0.6 μm、長さが 1.0〜4.0 μm の「桿菌」です。この大きさが非常に都合よくできています。5 μm より小さい粒子は鼻腔内に捕捉されない可能性があり、1〜5 μm の粒子の何割かは肺胞に達することができてしまうのです。37℃くらいが最も増えやすい温度です。ちょうど肺もそのくらいの温度です。サイズも温度も肺と相性抜群です。
　そして細胞壁が特徴的です。厚さは 30 nm くらいで、これは一般細菌よりも分厚い構造です。ペプチドグリカン、アラビノガラクタンに覆われ、さらにミコール酸という長鎖脂肪酸に覆われています（**図1**）[1]。要は普通の細胞壁の外に、**脂っぽい**バリアに覆われています。グラム染色に染まりにくいのもこの脂っぽさのためと言われています。グラム陽性菌、陰性菌（**図2**）と比べて防御力がありそうですよね[1]。

2

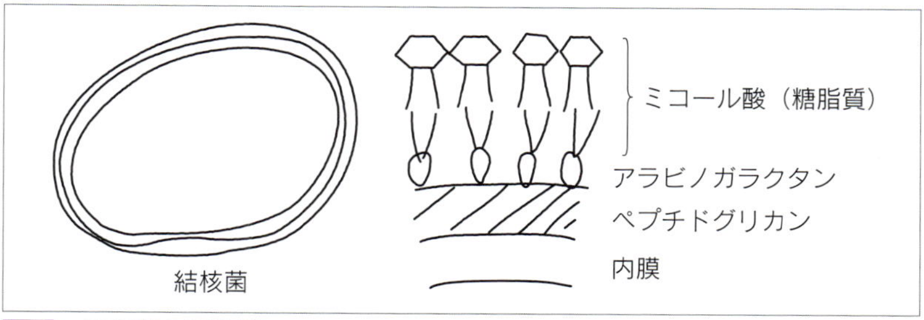

図1 結核菌の細胞壁

結核菌の細胞壁は内膜、ペプチドグリカン、アラビノガラクタン、そしてミコール酸（脂っぽい）の強靭なバリアに覆われている。グラム陽性菌や、グラム陰性菌よりも防御力が高そう。
(Ehrt S, et al. Metabolic principles of persistence and pathogenicity in Mycobacterium tuberculosis. Nat Rev Microbiol. 2018; 16: 496-507 より改変して作成)

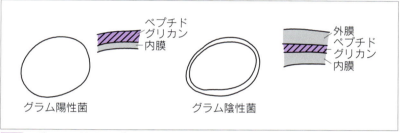

図2 グラム陽性菌、グラム陰性菌の細胞壁

(Ehrt S, et al. Metabolic principles of persistence and pathogenicity in Mycobacterium tuberculosis. Nat Rev Microbiol. 2018; 16: 496-507 より改変して作成)

　また、結核菌は増殖分裂の速度が遅く、1個の菌が2個になるのにおよそ15～24時間かかると言われています。いまいちピンとこないかもしれませんが、大腸菌が倍増する時間は20分くらいですから、だいたい50倍くらいゆっくりしています。そのため、培養に2週間かかります。
　結核菌は一般細菌と異なり、強力なバリアに覆われ、じわりじわりと増えていく菌というイメージです。

参考文献
1) Ehrt S, et al. Metabolic principles of persistence and pathogenicity in Mycobacterium tuberculosis. Nat Rev Microbiol. 2018; 16: 496-507.

2 結核菌の転移の仕方

結核病巣は主に3つの経路で転移していきます。①**管内性転移**、②**リンパ行性転移**、③**血行性転移**です。

①管内性転移とは、パイプを通じていわゆる管を通じて広がることです。肺結核で言えば「気管」を通じて結核菌が病巣を作るイメージです。気管を通じて別の肺病巣をつくるだけではなく、例えば気管支に到達すれば気管支結核、結核菌が含まれた痰を飲み込んで、生きたまま腸にお届けされれば腸結核をつくってしまいます。

②リンパ行性転移とは、原発巣からリンパ管に入り込んで、リンパ液の流れにのりリンパ節に病変をつくることです。リンパ節結核や、結核性胸膜炎がこれにあたります。

③血行性転移は、いわゆる血液を通じて転移することを言います。つまり、どこにでも病巣が出現しうる恐怖の状態です。血流が多い臓器（肺、肝臓、脾臓など）に病巣をつくります。イメージしやすいのは粟粒結核です。血流にのった結核が、まるで多発性肺転移のように、たくさんの細かな粒をつくります。また、血液を通じて髄膜に病変をつくれば、結核性髄膜炎をきたします。

②、③を見ると、まるで結核菌は癌が転移しているかのように広がっていきます。結核症の特徴的な所見と言えるでしょう。

2 とってもざっくりした結核の免疫

　結核の病理や、潜在性結核症などを理解するには、結核に対する免疫反応をざっくりと知っておく必要があります。私はガチ基礎の研究者ではなく、ただの臨床家です。読み手と同じ視点に近いと思いますので、まあそうなのかーみたいな感じで読んでください。

1 免疫が起こる前の話（感染するまで）

　結核菌が気道に入り込んだとしても、線毛上皮という毛が生えているところで捕まえます。最終関門である肺胞では、肺胞が潰れないように肺胞の内側にはヌルヌルとしたタンパク質で包まれています。そのヌルヌルとしたものが、いわゆるサーファクタントプロテインという界面活性剤（洗剤のようなもの）です。特に、Surfactant Protein-A（SP-A）は 2 型肺胞上皮から分泌され、結核菌を粘液で包み込み、肺胞から排除する最終関門となっています。これが結核感染の物理的なバリアとなります。

2 自然免疫の出動、マクロファージと結核菌の壮絶なるバトル

　結核菌がバリアを突破した場合には、まず結核菌を排除しようと、速やかにマクロファージ（近くにいるものとすれば、肺胞マクロファージ）と樹状細胞が排除にかかる、いわゆる**自然免疫**が発動します。しかし、マクロファージや樹状細胞だって、結核菌に初めてお会いすることになりますから、敵だと察知することが必要です。マクロファージや樹状細胞は探知機（**Pattern Recognition Pattern：PRR**）があり、微生物がもつ分子パターン（Microbe Associated Molecular Patterns：MAMPs）を発見します。「さては、おぬし

微生物だな？」というわけです。

　結核に対する自然免疫の主役はマクロファージです。マクロファージは基本、手あたり次第なんでも食べる細胞です。探知機で発見した結核菌もとりあえず食べます。食べたものをいつも通り、ファゴソームという形で包み込み、加水分解酵素をたっぷり含んだリソソームと融合して消化してしまいます。しかし、**結核菌はこのファゴソームとリソソームの融合を妨害する力をもち、マクロファージの中で消化されずに生き残ってしまう**のです。

　一方でマクロファージも負けてはいません。マクロファージは自ら自分の細胞内タンパクを分解する、**オートファジー**という防御・カウンタースキルを用いて結核菌を殺菌します。一方で結核菌はこの働きを回避しようと……など、こういった**マクロファージと結核菌の壮絶なるバトル**が繰り広げられます。

　自然免疫の担い手として、他にはナチュラルキラー（Natural Killer：NK）細胞があります。こいつは早々に結核菌を見つけ、活性化します。そうするとNK細胞は**インターフェロンγ（Interferon-γ：IFN-γ）**を産生します。

3 細胞性免疫とインターフェロンγ

　結核菌はマクロファージによる殺菌から逃れ、内部で生き残ることができます。つまり、結核は**細胞内寄生性細菌**です。細胞内に生き残った結核菌に対しては、自然免疫では手が出せないため、マクロファージごとぶっ倒す、細胞性免疫が必要です。

　細胞性免疫が誘導するトリガーとして、樹状細胞があります。樹状細胞はPRRで結核菌を感知し、結核菌を取り込み、リンパ節に移動していきます。この樹状細胞の趣味・特技は「チクリ」です。CD4陽性リンパ球に「こんなやつ、いるぜ」とタレこみます（抗原提示）。その結果、CD4陽性Tリンパ球はTh1細胞となり、**インターフェロンγ**を分泌します。また出てきました、インターフェロンγ。

　樹状細胞による抗原提示やTh1細胞により、CD8陽性Tリンパ球を活性化し、細胞傷害性T細胞（cytotoxic T lymphocyte：CTL）に分化させます。この細胞障害性T細胞はキラーT細胞とも呼ばれ、結核菌に感染細胞を直接攻撃しアポトーシスを起こさせます。つまり、**細胞性免疫の主役**です。また、インターフェロンγを分泌します。しつこいくらいにインターフェロンγです。

4 インターフェロンγによるマクロファージの活性化

　しつこく出てきたインターフェロンγ。その働きはマクロファージを「活性化マクロファージ（別名：ラングハンス巨細胞）」に進化させることです。イメージとしては、スーパーサイヤ人化です。活性化マクロファージは貪食する力が強いだけでなく、貪食した結核菌を不活化させることができます。結核に対する免疫のキモと言えるでしょう。

　また、このような結核に対する細胞性免疫ができるまでに数週間を要します。もし結核に感染しても、ある程度以上のインターフェロンγが血中に出るまでは時間を要します。結核の接触者検診に、インターフェロンγ遊離試験（T-SPOT.TB®やクォンティフェロン）を接触から2か月あけて測定するのはそのためです。

5 焼け野が原から肉芽腫へ

　結核との戦いのため動員された多数の活性化マクロファージやCTLにより結核菌は攻撃されます。しかし、それでも一人残らず結核菌を駆逐することはできません。最後は結核菌を貪食したマクロファージの周りを、リンパ球や形質細胞、繊維組織などでガチガチに固めて、いわゆる「**肉芽腫**」をつくり封じ込めるのです。

　この肉芽腫をつくること・維持すること両方の主役が「Tumor Necrosis Factor：TNF（腫瘍壊死因子）-α」です。肉芽腫に閉じ込められた結核菌は、マクロファージによってほとんど代謝が停止した状態である休眠状態（Dormancy）となっています。肉芽腫を維持するのはTNF-αというのがポイントです。

　TNF-α阻害薬という生物学的製剤があります。関節リウマチなど自己免疫疾患の治療に用いられていますよね。TNFαを阻害すれば、結核菌を封じ込めていた肉芽がほどけてしまいます。もし、一度結核菌にかかって、封じ込めたことがあるとすれば、結核は再燃をしてしまいます。投与する前に結核感染の既往がないかよく調べることが重要です。具体的にはCTなど画像所見で結核菌を封じ込めた跡の「石灰化」がないか、インターフェロンγ遊離試験（T-SPOT.TB®やクォンティフェロン）が陽性になるかどうかを確かめます。

ざっくりまとめると、以下のようになります。

- 結核菌が入ってくることを察知するのはPRRを持つマクロファージと樹状細胞
- 結核菌はマクロファージの貪食を逃れる力を持っている
- インターフェロンγによりマクロファージは活性化され、結核菌を殺菌できる
- すべての結核菌を殺菌することは困難で、生き残った結核菌は肉芽腫に封じ込められる
- 肉芽腫の形成・維持にはTNF-αが不可欠である

ざっくりと描くとこうなります（図1）。

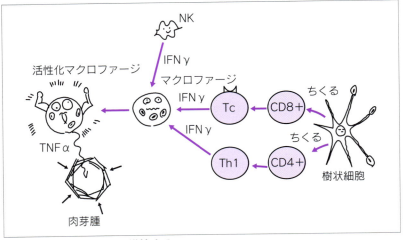

図1 肉芽腫をつくる・維持する

参考文献
- 河合伊久雄. 結核菌による宿主感染防御の発現機構. 結核. 2013; 88: 315-321.
- 西村数泰. 結核免疫の基礎. 呼吸器内科. 2020; 37; 526-530.
- 多田富雄, 他. 好きになる免疫学. 講談社, 2001.
- 齋藤紀先. 休み時間の免疫学. 講談社, 2004.

3 結核の感染対策について

　結核と診断された場合、もしくは結核が疑わしい場合は空気感染対策を行います。具体的には陰圧室に隔離し、医療者はN95マスクを着用して対応します。結核の診断がついていない、もしくは疑わしい場合は喀痰抗酸菌検査、場合により胃液採取を行います。

1 結核菌は飛沫核感染（空気感染）する

　呼吸器感染症の感染経路は大きく3つあります。飛沫感染、接触感染、飛沫核感染（空気感染）です。通常の細菌感染症は飛沫感染し、それに加えインフルエンザ菌やマイコプラズマなどは接触感染もします。結核は他の菌と異なり、**空気感染**します（空気感染する菌には、結核の他には麻疹、水痘があります）。

　飛沫は、菌体の周りを水分が取り囲んだ5μm以上の粒子です。感染した患者さんが、くしゃみや咳をすると、菌体の周りに唾液が付着し、飛沫が生じます。飛沫を直接吸い込んだり、口、鼻、目などの露出した粘膜に付着したりすることで**飛沫感染**が成立します。飛沫は1m飛べばすぐに地面に落ちてしまいます。

　結核患者が咳やくしゃみをすると、菌体には水分が取り囲み飛沫が生じます。その後、水分が蒸発し、結核菌の菌体が剥きだしになります。これを**飛沫核**と言います。飛沫核は飛沫より軽く、空中をふわふわと漂います（図1）。これを吸い込むことで**飛沫核感染（空気感染）**が生じます。飛沫核が他の部屋に広がらないように、患者さんは陰圧室に隔離されます。

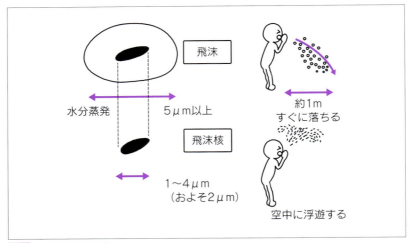

図1　飛沫と飛沫核

2　防御のためのN95、広めないためのサージカル

　通常のサージカルマスクがキャッチできる粒子の大きさは4～5 μmです。飛沫は5 μm以上であり、マスクを着用することで飛沫をおおむねブロックすることができます。一方で結核の飛沫核はだいたい2 μmであり、サージカルマスクでとらえることは困難です。そこでN95マスクの出番です。N95マスクはが0.3 μm以上の微粒子を95%以上とらえることができます。ちなみにNは耐油性がない（Not resistant to oil）という意味です。医療現場では油に曝露することはまずないため、耐油性までは要求されません。結核感染防御のために、医療者はN95マスクを着用します。

　医療者がN95マスクをつける一方、結核患者さんはサージカルマスクを着用します。咳やくしゃみから飛沫、水分が蒸発すれば飛沫核が生じます。完全にブロックすることはできませんが、物理的な空気の流れを大きく変えるため、飛散を防ぐためにサージカルマスクはとても合理的です。そう、サージカルマスクは感染を防ぐのではなく、周りに広げないためにつけるのです。そう考えたら患者さんも医療者も全員N95マスクをつければ鉄壁じゃない？　と思うかもしれません。しかし、N95マスクは健常者でも苦しくてつけていられません。肺を患っている患者さんは、苦しくて長くつけていることは困難です。

　「**防御のためのN95、広げないためのサージカル**」と詠唱してください。

3 高齢者入院の「結核あるあるパターン」で、アンテナを張っていこう

　結核に対して空気感染対策を行うことはわかりました。しかし、結核とわかった後から空気感染対策を行うことになれば、それまではノーガードであるために多数の曝露者を出してしまいます。そのため、病歴や身体症状、画像所見から結核を疑い、普段から**結核センサー**を働かせることが大事です。特に、結核蔓延期を過ごした高齢者が入院する場合には、結核が紛れていることがあります。足元をすくわれることがないようにしなければなりません。
　といっても、高齢者はいろいろな疾患で入院するために、すべてを結核疑い！
として結核の病歴をすべての症例に網羅的に行うことは困難でしょう。そのため、足をすくわれないための結核あるあるパターンがあるため、覚えておいてください。

――――――――― 高齢者結核あるあるパターン ―――――――――
● **高齢者の繰り返す誤嚥性肺炎**
　これは、増悪緩解を繰り返す感染症で、まるで肺炎を繰り返すように見えるためでした。まずは CT を撮ってみましょう。CT での**木の芽（tree-in-bud）** サインや、空洞影など活動性結核の所見がないか注意してください。
● **高齢者の陳旧性肺結核**
　高齢者が肺炎で入院した際、CT で肺野やリンパ節に石灰化陰影をきたすことがあります。いわゆる陳旧性結核を示唆する所見です。大抵は指摘されたことがなく、無治療であることが多いです。CT をよく見て、活動性結核を示すサインがないか注意しましょう。石灰化と肺炎があるのみの状況では、二次結核を発症していることは多くはありません。しかし、院内感染を少しでも低くしようとするため、この時点で空気感染対策を行い、喀痰抗酸菌検査を行う施設もあるそうです。
● **高齢者の片側胸水**
　片側胸水は通常、肺炎や肺癌が原因のことが多いですが、結核性胸膜炎であることもあります。実は**結核性胸膜炎の喀痰培養のうち 55% が陽性で、その中の 21% が塗抹陽性**と言われているのです [1]。もしや、と思えば喀痰抗酸菌検査をしておきましょう。

結核あるあるに足元をすくわれず、適切な空気感染対策をしましょう。

参考文献
1) Ruan SY, et al. Revisiting tuberculous pleurisy: pleural fluid characteristics and diagnostic yield of mycobacterial culture in an endemic area. Thorax. 2012; 67: 822-827.

宮崎駿監督と結核症について

　宮崎駿といえば、日本を代表とするアニメーション映画監督ですよね。
　『風の谷のナウシカ』、『となりのトトロ』、『魔女の宅急便』など、いわゆるスタジオジブリ作品を手がけています。
　なぜ突然スタジオジブリの話をするかといえば、実は**宮崎駿監督の作品の中には、結核症そのもの、もしくは結核を想起させる描写がいくつもある**からです。
　宮崎駿が結核を描きたかった理由としては、身近な疾患であったからだと考えられます。ご両親は結核にかかり、特にお母さんは宮崎駿が小学生のときに脊椎カリエスを患っていました。パス（アルミノパラアミノサリチル酸カルシウム）とストレプトマイシンが投与できるようになった高校生の頃まで、お母さんは痛みで動くこともできず、ほぼ寝たきり状態でした[1]。そんな母親の姿は、彼の作品に大きな影響を与えました。宮崎駿作品で描かれた結核について紹介していきます。といっても、ほとんどが『**風立ちぬ**』だったりするんですが。

参考文献
1)　半藤一利, 他. 半藤一利と宮崎駿の腰抜け愛国談義. 文藝春秋, 2013.

1 『風立ちぬ』

　スタジオジブリ作品の中で、ストレートに結核を描いているのは『風立ちぬ』です。主人公である零式戦闘機の設計者と言われる堀越二郎[1※]、結核を患ったヒロイン里見菜穂子（堀辰雄の小説『菜穂子』に由来）を通じ、1920年代、激動の時代を描いた映画です。堀越二郎の設計士としての仕事や戦争について、菜穂子との恋愛、そして菜穂子が患う結核について、当時の時代が伝わるようにとても丁寧に描かれています。

> 1　映画で出てくるのは零戦ではなく、九試単座戦闘機です。

個人的に、堀越二郎という男は妻をほったらかして仕事打ち込みすぎ案件と、菜穂子は自身の美しさに惹かれているのを知っていて、美しいうちに暮らしたくてサナトリウムから飛び出してきた健気さというか、そういう時代背景も感じられる恋愛感覚を描く印象深い映画でした。賛否両論が絶対あると思いますが、僕の大好きなアニメランキングで不動の1位です。

「サナトリウム」と「大気光線療法」

　『風立ちぬ』のオープニングは関東大震災（1923 年）であり、この作品は1920 年代を描いた作品となります。結核の治療としては、ワクスマンがストレプトマイシンを開発したのが 1943 年ですので、**抗結核薬の治療が始まるずっと前のこと**です[1]。

　そのため、結核の治療は自身の免疫力に頼るしかありませんでした。当時の結核の患者の一部は、「結核の治療のため」温泉地や高原、気候のよいところに「**転地療養**」していました。その療養地は「**サナトリウム**」と呼ばれ、様々な治療が行われていました[2※]。転地療養は結核の理学的療法と呼ばれ、気候療法、温泉療法、森林療法、海水療法が行われていました[2]。

　ちなみに、二郎と菜穂子が関東大空襲の後、初めて再会した軽井沢で、「カストルプ」という男がでてきたことを覚えているでしょうか。彼は「ここは、Der Zauberberg（魔の山）」と言っています。『**魔の山**』は、トーマス・マンのサナトリウムを描いた有名な小説なのです。軽井沢はある意味、転地療法でもあったのでしょうし、結核ファンがこっそり盛り上がってるシーンです。

参考文献
1) 露口一成. 抗結核薬の進歩. 日本内科学会雑誌. 2013; 102: 2922-2927.
2) 福田眞人. 結核の文化史. 名古屋大学出版会, 2007.

菜穂子が受けていた日光光線療法

　結核を患う菜穂子は、結核が悪化し喀血します。そして「高原病院」に入院し治療を受けることになりました。「高原病院」は、長野県にある富士見高原療養所がモデルで、まさに「サナトリウム」です。

2　転地療養とは、住み慣れた土地を離れて別な環境に身を置き療養することです。「サナトリウム療法」は、その上で厳重な医学的管理を行い、抗結核薬の投与（化学療法）を行うことを言います。僕はサナトリウムとサナトリウム療法、転地療養は異なることを早口のオタクとして力説しますが、あまり相手にされたことはないです。

劇中では菜穂子がコートを着たまま寒空の下、野外でベッドに横たわってゴロゴロしている印象深いシーンが描かれていました。あれは日光療法といいます。

1903年ニールス・フィンセン（Niles Finsen）は尋常性狼瘡（皮膚結核の一つ）に紫外線が有効性であることを見つけノーベル生理学・医学賞を受賞しました[1]。そして、いわゆる日の光を浴びれば結核菌が殺菌されて治るのではないかと考えられ、1920年代後半には**日光療法**が行われるようになりました[1]。紫外線をたっぷり浴びるために高原が望ましいとされていました。いわゆる最高の光線療法が受けられる施設が富士見高原療養所だったわけです。その時代の最前線だったのですね[2]。

長野県の富士見高原医療福祉センター内には旧富士見ヶ丘高原療養所資料館がありました。当時の医療機器や備品、そして光線療法の写真など貴重な量が展示してありましたが、残念ながら現在は休館中ようです[3]。

参考文献など
1) ブロンズ柏本店スタッフ．光線療法（日光療法）の歴史（日焼けサロンのブログですが、光線療法の歴史について詳しく述べられています）．https://www.j-bronze.jp/kashiwa-blog/2013/05/post-22.php（閲覧日：2024年7月10日）
2) 西川純司．戦前日本のサナトリウムおける日光療法：正木不如丘の事例から．神戸松蔭女子学院大学研究紀要．2020; 1: 1-9.
3) 長野県文化芸術情報発信サイト
https://www.culture.nagano.jp/facilities/657/（閲覧日：2024年7月10日）

なぜ『風立ちぬ』は結核啓発映画とならないのか

このように、『風立ちぬ』には当時の結核について、結核マニアすら唸らせる、緻密な描写があります。抗結核薬がある現在でも、結核を放置していれば致命的となりえます。こういった点からも、この映画は結核症の啓発にもつながるのではないでしょうか。

しかし、一向にそのような気配はありませんね。そこで、私が結核予防会に籍をおいていた時、とある結核研究所の偉い先生にその理由を聞いてみました。その回答としては、「禁煙が大切であるのに、要所要所に喫煙のシーンが描かれており、結核予防会として紹介していくことは難しい」ということでした。そういえば吸いまくってますね。なるほど。

2 『風の谷のナウシカ』

　結核を描く宮崎駿作品は『風立ちぬ』だけではありません。間接的に結核を描いた作品が複数あります。例えば**『風の谷のナウシカ』**です。え？　ナウシカのどこが結核に関係あるの、王蟲の表面の丸い目は結核菌のコロニーなの？
　と思う方もいるでしょう。違います。
　正解は「**腐海**」です。ナウシカの世界では、人類は世界中に広がる「腐海」を恐れていました。腐海からは猛毒ガスである「毒の瘴気」が発生しています。人間は「毒の瘴気」を吸い込んでしまうと、わずか5分で肺が腐敗してしまいます。そのため、防塵マスクのようなマスクをつけています。
　そうです。まさに N95 マスクをつけて結核病棟に入る姿を想像できないでしょうか。僕はできます。きっとみんなもそう思うと信じています。

3 『となりのトトロ』

　『となりのトトロ』も、結核を間接的に描写しています。というより、『風立ちぬ』が出るまではこれが結核を描写したアニメだととても評判でした。
　え？　どこが？　と考える人もいるでしょう。
　最初に、草壁家が引っ越してきた家です。実はこの家、**前に住んでいた人**（カンタのお婆ちゃんが若い頃女中をしていた家の奥さん）**が肺結核になり、その療養のために建てられた別荘**なのです。家が完成する前に住人は亡くなってしまいました[1]。カンタが「やーい、お前んち、おっばけ屋敷！」と言うのもそのためなのです。
　お父さんの草壁タツオさんが仕事をしていた、陽当たりの良い書斎は、結核患者が養生するための離れだったのです。皐月とメイのお母さん（草壁靖子）が患っていたのは結核と言われています。お母さんが生活するのにも適していると思って、タツオさんはここに引っ越すことを決めたのかもしれませんね。
　お母さんが結核を患っていると確証が持てるのは、入院している描かれている「**七国山病院**」の構造です。1階建ての風通しの良い病院で[2]、構造からも以前の結核病棟と考えられます。
　七国山病院のモデルは**東京都東村山市の新山手病院**（以前の保生園）と言われています。新山手病院は**八国山緑地**にある、古くからの結核療養所であり、

おそらく間違いないでしょう。トトロに出てくるお社 (やしろ) も、保生園も登場します [3]。やはり新山手病院で間違いないですね！

　とまあ、結核予防会のとある偉い人から裏を取ってるんですけどね。

参考サイト
1)　https://ghibli.jpn.org/report/totoro-house/（閲覧日：2024 年 7 月 10 日）
2)　https://www.nta.go.jp/about/organization/ntc/sozei/network/no250/img/002.jpg（閲覧日：2024 年 7 月 10 日）
3)　https://jata.or.jp/rit/rj/363p20.pdf（閲覧日：2024 年 7 月 10 日）

　スタジオジブリ作品を見るたびに、結核のことを思い出してください。人に話せばあなたも立派な結核オタクになれますよ。

Chapter II
検査と診断

Chapter II　検査と診断

1 結核の画像診断

1 結核の胸部X線

肺結核に対する胸部X線の位置付け

　咳嗽や喀痰など、呼吸器症状が見られれば、原因を調べるために胸部X線を撮影しますよね。鑑別診断には肺炎や慢性閉塞性肺疾患、気管支喘息、間質性肺炎など、たくさんの呼吸器疾患があり、肺結核もその一つです。胸部X線はすぐに撮影でき、被ばく量も少ない検査です。肺に何か所見があれば、さらなる精査が始まります。胸部X線は「肺結核診断」のための第一歩と言えるでしょう。結核画像マスターになるために、まずは胸部X線検査について知りましょう。

典型的な肺結核（二次結核）の胸部X線画像

　肺結核のほとんどが二次結核（初感染後がおさまった後の発病）であるため、二次結核の画像所見について述べます。

　典型的な肺結核の胸部X線所見はずばり、**「両側の肺尖部・上肺野を中心とする」「粒状影、結節影、浸潤影、空洞影」**です（図1）。

　両側の肺尖部、上肺野は、肺区域で言えば右S1, 2、左S1+2、両側のS6にあたります。図に示すように、肺の上側、背側の上部になります（図2、図3）。かなり特徴的な分布ですね。

　どうしてこんな分布になるのでしょうか。この課題については世界の結核オタクたちが熱い議論を交わしています。肺尖部は酸素分圧が高いため、リンパの流れが悪いため、結核菌を食べるマクロファージは、酸素分圧が高いと貪食力が落ちるため、など諸説あります。それを裏づけているのかはわかりませんが、いつも逆さに向いている**コウモリの結核**は、下肺野に多いのです（図4）[1]。

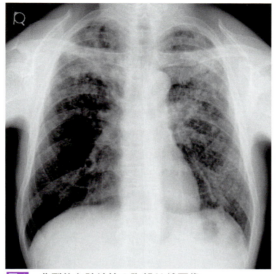

図1 典型的な肺結核の胸部X線画像
両側上肺野に粒状影および結節影が多数見られる。

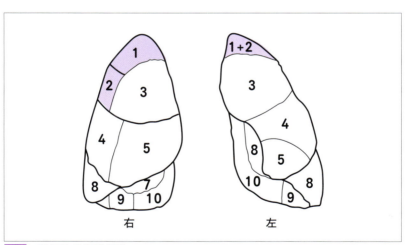

図2 肺結核の好発部位
正面像。右S1,2、左S1+2。上肺野・肺尖部

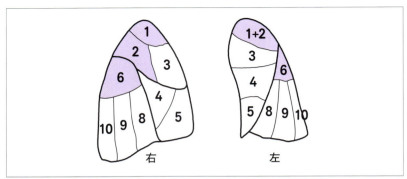

図3　肺結核の好発部位
側面像。右 S1,2,6、左 S1+2, S6。両側の肺尖部と背側

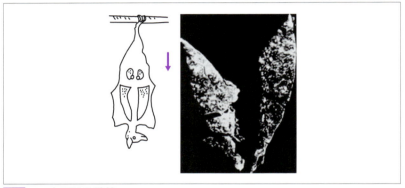

図4　コウモリの結核
(Rothlin E, et al. Beitrag zur Lokalisationsregel der Tuberkulose. Schweiz Z Allgemein Pathol. 1952; 15: 690-700 より)

　この部位に、小さな粒状影（つぶつぶした陰影）、が出現します。この粒状影が進展すれば結節影となり、さらに進展すれば浸潤影をきたします。内部に乾酪壊死をきたせば空洞をきたします。病変が気管に達すれば、結核菌は気管を通じて散布します。そこから新しく粒状影をつくっていき、どんどん病変が増えていくのです。この**進展は一様ではなく、様々な時層が同時に存在**しています。ここで先ほどの陰影を振り返っていきましょう（**図5**）。

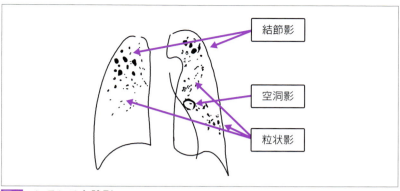

図5 いろいろな陰影

　この胸部X線画像を見ると、両側上肺野に結節影が多数見られ、その周囲に粒状影が見られます。左中肺野には空洞があるように見えます。細かければ細かいほど、基本的には病巣は新しいものと考えられます。結節影・空洞影の周囲から粒状影が広がったようにも見えます。このように、結核菌が**病巣を作りながら広がっていく**様子がイメージできるでしょうか（図6）。結核菌の気持ちになって考えれば理解しやすいと思います。

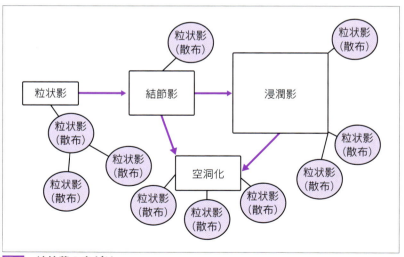

図6 結核菌の広がり

そのようなメカニズムで、「尖部・上肺野を中心とする、粒状影、結節影、浸潤影そして空洞影」をきたします。典型的な胸部X線画像を見た場合は、CTを撮る前に結核疑いとして拾い上げることが必要です。「これは結核ではないか？」という危険信号を察知しましょう。上肺野優位（特に両側）にツブツブした陰影をきたすのは、結核以外の疾患は考えにくいです。S6に空洞をきたす病変も同様です。結核マスターとなるために、アンテナを張っていきましょう。

参考文献
1) Rothlin E, et al. Beitrag zur Lokalisationsregel der Tuberkulose. Schweiz Z Allgemein Pathol. 1952; 15: 690-700.

2 結核の胸部CT画像

　胸部CT検査では体の断面（横断画像）として胸部X線検査よりもはるかにたくさんの情報が得ることができます。特に高分解能CT（high-resolution computed tomography：HRCT）では、0.5～2mm程度の細かい断面像を作成することができます。そのため、胸部CTでは胸部X線よりも驚異的に細かい解像度で肺を評価できます。なんと、病理学的構造が推測できるくらいのレベルです。
　胸部CTを見ることで呼吸器疾患の鑑別がある程度できます。前述の通り病理像をイメージできるからです。肺結核を画像診断するには、病理像の理解はとっても大事です。ここからは胸部CTを読むために必要な、肺結核の病理像を解説します。
　肺結核の病理像は一様ではなく、「病期」の進行に応じて徐々に変化し、様々な「病変」をつくります。**時間経過とともに滲出性反応期、繁殖性反応期、硬化性反応期となります**。それに応じて滲出性病変から肉芽腫性病変をつくり、最後は瘢痕性病変をつくります。
　大変ややこしいですが、ざっくりいうと図7のようになります。

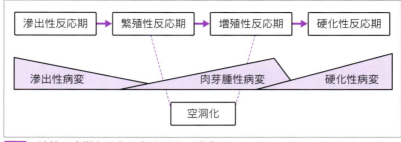

図7 結核の病期とそれぞれとりうる病変

それぞれの「病変」について解説していきます。

―――――― 滲出性病変 ――――――

結核菌が肺に侵入した後、肺の中に入り込んだ結核菌に対する激しい免疫反応が起こります。結核菌をやっつけるために、マクロファージ、好中球やリンパ球が集まってきます。血液成分が血管外に流出、文字通り滲出してきます（図8左）。何でも倒しにやってくる好中球は最初だけ出現します。その後に、病巣の中が誘拐し膿を生じます（凝固壊死）（図8右）。結核菌および死滅したマクロファージの中に脂質が多く、崩れた病変はチーズ化（乾酪壊死）しています。

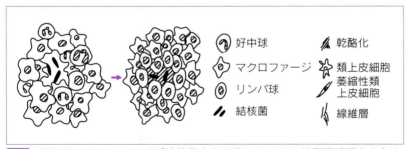

図8 最初はマクロファージが結核菌を取り巻いて、その後凝固壊死をきたす
（尾形英雄．肺結核のCT画像と病理所見．kekkaku. 2009; 84: 559-568 を参考に作成）

―――――― 滲出性病変の胸部CT所見 ――――――

浸潤影および周囲のすりガラス影をきたします。中心の病巣は白く、その周りはすりガラス影が広がります。正常な小葉が混在する陰影を生じます（図9）。

結核菌が入った小葉と、入らなかった小葉が混在していると考えられます。肺炎みたいな影だけど、周りがぼやっとした影が集まっているっていうイメージでしょうか。

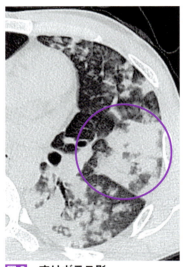

図9 すりガラス影
○で囲んだ領域が、滲出性病変と考えられる。細胞成分が多い部分の周囲にすりガラス影が見られる。

―――― 肉芽腫性病変 ――――

　乾酪壊死巣周囲に上皮細胞（マクロファージが変化したもの）と、ラングハンス巨細胞、リンパ球が取り囲み、「**結核結節**」をつくります。萎縮した類上皮細胞の周りを膠原線維が取り囲んでいきます。これを結核腫と言います。まさに核をなす「結核」という名前の由来と言えるでしょう。肉芽腫の周囲次あるリンパ球浸潤部も、膠原線維が産生されて、**徐々に周りが「くっきり」していきます**（図10）。

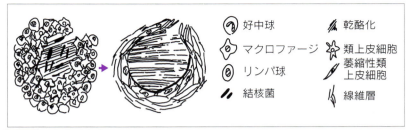

図10　肉芽腫病変
陥落壊死部を類上皮細胞が囲み、周囲にリンパ球が集まる。その後類上皮細胞は委縮していき、線維層で取り囲んでいく。
（尾形英雄．肺結核のCT画像と病理所見．kekkaku. 2009; 84: 559-568より改変）

肉芽腫性病変の胸部CT所見

　肉芽種病変はHRCTでは、細かな粒状影、結節影となります。だいたい1〜数mm大で、これらが融合する形で、大きく結節となっていきます。最初に出てくる細かな陰影は、いわゆる**Tree-in-bud appearance**や**小葉中心性粒状影**です。特に前者は結核に特徴的な所見と言われています。どうしてこんな影をとるのか理解するには、肺の細部を知る必要があります。

● Millerの小葉とReidの小葉について

　肺を拡大していくと0.5〜3cm程度の大きさの、隔壁で区切られていることがわかります。隔壁は線維性の結合組織で、中には静脈やリンパ管が通っています。とにかく、この隔壁で区切られたエリアを「Millerの小葉」と呼びます。さらに細かく、1mm大の細気管支に支配された1cm大のエリア（およそMillerの小葉の1/3）を、Reidの小葉と言います（図11）。さらにさらに細かく行って、呼吸細気管支という細いレベルに支配された領域をAschoffの細葉と言います（図12）。

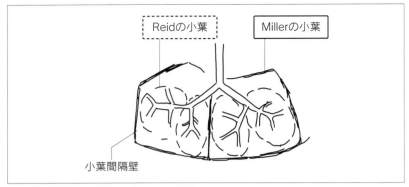

図11　Millerの小葉とReidの小葉
いわゆる隔壁で包まれたのがMillerの小葉で、さらに細かく1 mmの細気管支の支配領域がReidの小葉。

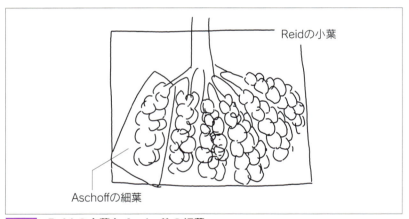

図12　Reidの小葉とAschoffの細葉
呼吸細気管支に支配された約5 mmの領域をAschoffの細葉と呼ぶ。

● Tree-in-bud appearance

　呼吸細気管支より抹消の細葉に小さな肉芽腫ができれば、画像所見では粒状影が出現します。それよりも大きな小葉内気管支（気管支肺動脈束）が腫れてくれば、木の芽のような陰影が見られます。これをtree-in-bud appearanceと呼びます（図13）。**このような細かい陰影は、抗酸菌感染症（結核症、非結核性抗酸菌症）以外そんなに見られません**。ですので、絶対押さえておく超重要ポイントです。

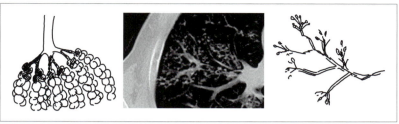

図13　Tree in bud appearance
Aschoff の細葉に小さな肉毛ができ、かつ通じる気管支が腫脹すれば、木の芽のような陰影をきたす。

● 小葉中心性陰影

　気管支末端周囲に広がる粒状の病変でのことです。最初は、一番細かい細葉の中心にあったものが、多発していくと成長してくっついて、小葉中心性陰影となります（図14）。

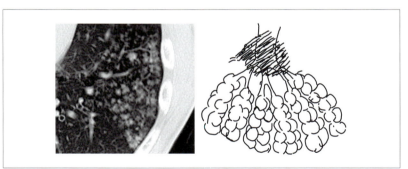

図14　小葉中心性陰影

● 結節性病変の完成

　結核性肉芽腫は中心部の乾酪壊死と周囲の線維化が始まることにより、徐々にくっきりと丸っこくなっていきます。融合して 3 cm 大になることもあります。こうした「くっきり」と丸みをおびた結節の周囲に、小さな粒状影があることがあります。Tree-in-bud だけではなく、**この陰影はかなり結核に特徴的と考えられます**。丸い影の外にぱちぱちと小さな粒をきたす様は、よーくみると線香花火のように見えるような気がします。ですので、僕はこれを勝手に「**線香花火サイン**」と心の中で呼んでいます（図15）。

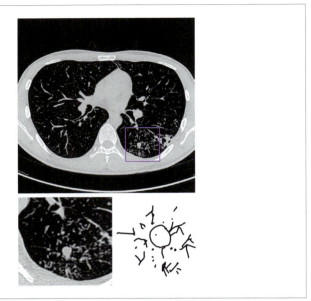

図15　丸みを帯びてきた結核の陰影
周囲に小粒状影を伴う。右は筆者の主張する線香花火サインである。

=============== 瘢痕形成期 ===============

　病変に通じる気管支がつぶれていけば、周囲を膠原線維が完全に取り巻いて、収縮して治ります。周りの線維がキューッとなりながら縮んでいく感じです。結節の中には壊死物質が乾燥し（白亜化）、時に石灰化が残ります。滲出性反応が強ければ、そして長く起こった場合ほど石灰化しやすいと言われています。こういった形で封じ込めが終わるのです（図16）。

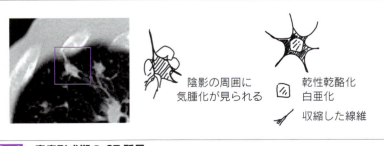

図16　瘢痕形成期のCT所見

肺野には結節が収縮し瘢痕をきたし、線状影や細い結節状陰影をきたします。一部に石灰化しを伴うことがあります。瘢痕組織が収縮することで、周囲の気管支や肺胞壁が変形し、周囲に気腫性変化が現れることがあります。

参考文献
1）尾形英雄．肺結核のCT画像と病理所見．kekkaku. 2009; 84: 559-568.
・岩井和郎．結核性病変の基本形と形成のメカニズム．結核病学，結核予防会．1990: 127.
・尾形英雄．肺結核のCTと画像所見．結核．2009; 84: 559-568.
・村田喜代史, 他．胸部のCT 第4版．メディカル・サイエンス・インターナショナル, 2018.

Chapter II　検査と診断

2 IGRA

1 インターフェロンγ遊離試験（Interferon Gamma Released Assay：IGRA）は何か

　結核の採血検査といえば、QFT-PlusとT-SPOT®.TB、いわゆる**インターフェロンγ遊離試験（Interferon Gamma Released Assay：IGRA）**でしたね。本書でも何度も登場しました。結核に感染の優れた検査です。特に、スピッツ1本でできるT-SPOT®.TBがよく使われているのではないでしょうか。

　結核は一度感染すると体の中（細胞内）に潜んでいるため、常に細胞性免疫がちょっぴり働き続けています。逆に言えば、この**細胞性免疫を測定することができれば、結核菌の感染を証明することができる**のです。ただし、保菌状態、発病状態、排菌していても、すべて「感染」であるため、区別することはできませんでした。

2 ツベルクリン反応

　結核に対する免疫から感染を調べる検査といえば、ツベルクリン反応（tuberculin skin test：TST）もあります。

　結核菌の発見者Koch先生は、**結核菌を培養した検体をろ過した液体（ツベルクリン）**を注射すれば、結核組織は破壊され、結核の治療になると考えました。0.25 cm³の濃縮ツベルクリンを自らに皮下投与したそうです。なかなかにぶっ飛んでいます。実際は具合が悪くなったのみで、試みは失敗に終わりました[1]。その後、ピルケーはツベルクリンが治療薬ではなく、結核感染を診断する皮内反応に使えることを発見し、現在に至ります。当時のツベルクリンは不純物の混入が問題でしたが、現在は不純物を除いた精製ツベルクリンが使われています。精製ツベルクリンは、別名 purified protein derivative(PPD) と

呼ばれています。

　結核菌が持続感染している状態で、結核菌のタンパクそのものであるPPDを注射すれば、2〜3日後注射部位は発赤や硬結を伴った局所の炎症反応を起こします。既に体は結核と戦っているため、過剰な免疫が働くのです。いわゆるIV型アレルギーと言われます。腫れなければ結核の免疫が働いていないことになります。

　ツベルクリンには大きな問題点があり、**BCGに免疫があれば陽性となってしまう**ことです。BCGはウシ型結核菌を改造したものですから、そりゃそうですよね。

　結核菌の診断ツールを作るには、BCGにはない結核にしかない抗原が必要でした。

　結核特異的抗原が見つかったのは1995年のことでした。デンマーク国立血清研究所のAndersenらが**ESAT-6**(the Early Secreted Antigenic Target 6kDa protein)を同定し[2]、これが最初の結核特異的抗原でした。後に**CFP-10**（10kDa Culture Filtrate Protein）を同定しました[3]。

参考文献
1) Daniel TM. The history of tuberculosis. Respir Med. 2006; 100: 1862-1870.
2) Andersen P, et al. Recall of long-lived immunity to Mycobacterium tuberculosis infection in mice. J Immunol. 1995; 154: 3359-3372.
3) Berthet FX, et al. A Mycobacterium tuberculosis operon encoding ESAT-6 and a novel low-molecular-mass culture filtrate protein (CFP-10). Microbiology (Reading). 1998; 144: 3195-3203.

3 IGRAとは何か

　もしも結核菌に感染していれば、血液の中には結核菌を倒すためのTリンパ球が漂っています。つまり、結核菌の蛋白が血液と混じれば、免疫反応が生じるのです。そうか、結核菌のもつタンパク質を注射すれば診断することが……。

　と、マッドネスな発想ではなく発想を転換しましょう。血液を採取し、結核菌の蛋白と(ESAT-6やCFP-10)を反応させるのです。結核菌に対する免疫が働けば、マクロファージを活性化するためのIFN-γがTリンパ球から産生・放出されます。

　IGRAはこの**IFN-γがどのくらい出てるかを測定する検査**なのです（図17）。

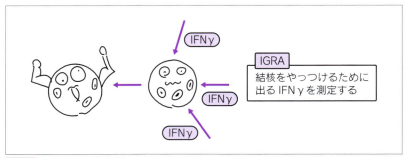

図17 IGRA の概念図

――――――――――― IGRA の例外 ―――――――――――

ESAT-6 と QFT-10 を分泌する抗酸菌は結核菌群（*M. tuberculosis*、*M. africanu*、*M. bovis*）だけではありません。非結核性抗酸菌（*M. kansasii*、*M.marinum*、*M. szulgai*、*M. gordonae*、*M. lfavescens*、*M. gastri*）があります。また、ESAT-6 と CFP-10 分泌しない抗酸菌は、BCG 亜株、非結核抗酸菌症でも重要である *M. avium*、*M.intracellulare*、*M. abscessus* などが挙げられます。

4 QFT と T-SPOT の違い

現在用いられている IGRA は QFT-Plus と T-SPOT®.TB（以降、T-SPOT）です。結核特異抗原の刺激で出てきた IFNγの**「濃度を測る」のが QFT** で、IFNγを出す**「T 細胞を数える」のが T.SPOT** です。それぞれの特徴まとめたのが表1になります。QFT-Plus の測定法は以下の通りです。末梢血に結核抗原〔ESAT6、CFP-10（長鎖、短鎖）〕を加え、分泌された IFN-γを **ELISA**（Enzyme-Linked ImmunoSorbent Assay）という方法で定量します。いわゆる血中濃度です CD＋4T 細胞と CD8+T 細胞の応答を検出します。

T-SPOT は、末梢血を遠心分離してリンパ球も含めた単核球（peripheral blood mononuclear cell：PBMC）を取り出して、抗 IFN-γ抗体を塗ったマイクロプレートのウェルに加え ESAT-6、CFP-10 を加え反応させます。標識抗体、器質試薬を加えると、IFN-γを産生した T 細胞があれば、紺色のスポットが出現します。

これは Enzyme-Linked ImmunoSpot（**ELISPOT**）という方法で、このスポットを数えれば、結核抗原で IFN-γを産生した T 細胞をスポットにして数える

ことになります。

表1 T-SPOT と QFT-Plus の特徴

	T-SPOT	QFT-Plus	
採血管	1本	1本（その後4本に分注）	
培養物	末梢血単核球	全血	
保存期間	8時間以内 （T-Cell Xtend® 添加で32時間）	48時間以内	
IFNγ測定法	ELISPOT法	ELISA法	
結核特異抗原	ESAT-6、 CFP-10	TB1	TB2
		ESAT-6、 CFP-10	ESAT-6、CFP-10 CFP-10短鎖ペプチド
刺激する細胞	CD4+T細胞	CD4+T細胞	CD4+T細胞 CD8+T細胞

COLUMN／ツベルクリンの歴史にまつわるエトセトラ

　1890年、コッホは結核治療法を開発したと発表しました。これがツベルクリンでしたね。自らにツベルクリンを注射することで、発熱、嘔気、嘔吐、呼吸困難をきたした後に、結核の組織を破壊するものと提唱しました。当時は結核に対する有効な治療がなかったため、藁をもつかもうと、世の中はツベルクリン争奪戦となりました。高い値段で取り引きされましたし、もしかしたら転売ヤーがいたのかもしれません。

　ツベルクリン発見後に、ツベルクリンをこの目で確かめようと、コッホのもとに最初に駆けつけた医師こそ、あの『シャーロック・ホームズ』の作者であるアーサー・コナン・ドイルでした。ドイルは、まだまだツベルクリンは実験段階に過ぎないと考えました。効果に疑問を持つだけでなく、ツベルクリンは結核診断の助けになるのではと「推理」していました。さすがですね。その後、コッホのツベルクリン治療は無効であるとわかり、その発表も非科学的だと批判されました。

Chapter II　検査と診断

3 結核菌の微生物検査

　肺結核の診断の基本は、病理検査は臨床検体から結核菌が分離されることです。結核菌を分離したロベルト・コッホ先生の原則の中にもありました。結核菌なんてナチュラルに人間の体にいるわけではないので、出てきたら基本的に即、確定診断です。

　さて、結核の微生物検査を行おう、と思い電子カルテを開いてみれば、たくさんの検査項目があります。抗酸菌塗抹検査、培養検査、薬剤感受性検査、核酸増幅法検査（結核）……et al。えっとこれを全部クリックすればいいのかな……と思ってしまいます。ロックマンのイエローデビル[1]※並みの初見殺しです。

　しかし、どれも欠かすことのできない重要な検査なのです。これらを正しく組み合わせ、使いこなすことで、結核の臨床を行うことができるのです。

　結核菌の微生物検査の目標は少しでも早く診断すること、感染力の指標にすること、適正な抗菌化学療法を行うことです。そのために検査を使いこなしていきましょう。主に、肺結核の診断に重要である喀痰の検査に注目しましょう。その他の検体でも、原則は同じです。

1 塗抹検査について

　塗抹検査というのは、検体をプレパラートに乗せて、抗酸菌を染めるための検査です。**一視野に抗酸菌（結核菌または非結核性抗酸菌）がどのくらいいるか**すぐにわかる検査です。逆に言えば、陽性になっても結核菌かどうかは、培養するか、核酸増幅法を行わなければわかりません。見た目で区別できないもんですかね。

　染め方にも**チールネルゼン染**色や、**蛍光法**があります。以前はGaffky○号と、覚えやすいインパクトのある表現でしたが、今は（−）、（±）、（＋）、（2＋）、（3

1　ロックマンシリーズに登場するボスキャラ。黄色い悪魔と呼ばれる。マジで倒すのがキツイ

＋）となりました〔私的にはガフキー（ロベルト・コッホの助手であるゲオルク・ガフキーの名字です）っていう響きと、0〜10号っていうVAS(Visual Analog Scale)っぽい数字がインパクト強くて好きです〕。

　塗抹検査が陽性になるには、にはある程度結核菌の数が必要といわれています〔1mLあたり約10^4〜10^5 cfu (colony forming unit：集落形成単位) 以上〕。

　2020年の結核登録者情報調査年報集計によれば、喀痰塗抹陽性肺結核の患者が全体に占める割合は36.2%に過ぎませんでした。塗抹陽性例が少ないだけではなく、おそらく感度はそれほど高くない検査だと考えられます。塗抹検査が陰性でも、培養されることはザラにあると考えられます。技師さんもある程度習熟する必要がある、いわゆる「匠の技」的な検査であることも一因と考えられます。

　また、塗抹検査結果は、結核だとすれば**どれだけ伝染りやすいか**[※2]**の指標**となります。痰の中に結核菌がたんまりいて、たくさん咳をすれば、空中に結核菌がたくさん舞います。つまり、塗抹検査の数値が高くなるほど感染力があるわけです。

　他の項で書いたように、抗酸菌というのは**強酸である塩酸アルコールで脱色されない**ため「抗酸菌」と呼ばれるのでした。また、チールネルゼン染色では抗酸菌は「石炭酸フクシン」で赤く染まります。「福神漬け」はこの「フクシン」から名付けられたという伝説がありました。どうやらそれは違うようです。福神漬けは、大根、茄子、蕪、うり、しそ、蓮根、刀豆の7つの食材（七「福神」が由来）にみりんを加えたおいしい醤油漬です。ヤフー知恵袋にそう書いてました[1]。何だかカレーが食べたくなりますね。

参考サイト
1) https://detail.chiebukuro.yahoo.co.jp/qa/question_detail/q1058204065 （閲覧日：2024年7月10日）

2 培養検査について

　培養とは、菌を増えやすい環境において肺みたいな環境（温度37〜38℃、酸素20%、pH 7くらい、適度な湿度と浸透圧、ついでにたっぷりとした栄養）

※2 吉田戦車のマンガ『伝染るんです。』（小学館）より

でたくさん増やすことです。肺と似たような環境ですね。小川培地を代表とする固形培地や、MGIT(Mycobacterium Growth Indicator Tube) などを用いた液体培地が使われます。増えた菌は集落（コロニー）をつくります。**培養されるということは、検体の中に生きた抗酸菌がいる**ということです。

この増えた菌に、イムノクロマト法などの検査を用いれば、結核菌かどうかがわかります。結核菌と確定診断できる優れた検査ですが、**検査が陽性になるのに時間がかかる**ことが問題です。どのくらいかかるかと言えば、陽性になるには固形培地でおよそ3週間以上、液体培地でおよそ1～2週間以上です。

また、培養された結核菌から、どの結核薬が効くのか薬剤感受性検査を行うことができます。抗結核薬に対する感受性があるのか、耐性菌なのかを判定する重要な検査です。その後の治療に大きく関わります。培養された菌から検査するので、最初の喀痰を提出してから1～2か月程度で結果が出ます。

このように、培養検査は結核の診断と治療の要である反面、時間がかかることが大きな問題です。結核は1秒でも早く診断したいのですから。

3 核酸増幅法について

核酸といえばDNAとかRNAですよね。遺伝子ってやつです。核酸増幅法とは検体に含まれる結核菌に特異的な遺伝子配列を増幅し検出できるか、つまり**結核菌がいるかどうか**を診断します。非結核性抗酸菌であるMAC（Mycobacterium Avium Complex）も検出することができます。増幅法として有名なのはpolymerase chain reaction（PCR法）ですね。COVID-19の診断法として小学生でも知っている有名な検査となりました。生みの親であるキャリー・マリス先生は1983年、彼女と深夜のドライブをしていたときに思いついたエピソードは有名です。

その他の核酸増幅法としてはLoop-Mediated Isothermal Amplification（LAMP法）、RNAを増幅する（transcription reverse transcription concerted reaction：TRC法）があります。診断だけではなく、抗結核薬のリファンピシンの耐性遺伝子も検出できるExpert® MTB/RIFという検査もあります。

核酸増幅法で検出されるのはあくまでも結核菌の遺伝子配列です。**陽性となっても結核菌が生きているか、活動性のない死菌なのかは区別できません。**しかし、抗結核薬の治療中でない限り死菌が出てくる状況は通常ありえないので、**新たな検体から核酸増幅法で陽性となれば、活動性肺結核（つまり確定診断）と考えてよい**です。

そんな核酸増幅法ですが、注意すべきは感度です。塗抹が陽性の検体であれば感度は十分ですが、塗抹が陰性であればあまり高くはありません。例えばLAMP法では塗抹陰性の喀痰で、感度は54.3%（95% CI 34.7～72.6%）に過ぎません[1]。

　結核の検査で重要なことは、即時性、菌の生死および感染力、薬剤感受性が判明することです。しかし、塗抹検査、核酸増幅法、培養検査のいずれも単独では実現できません。効率よく結核の診療を行うには、この3つの検査を組み合わせて行う必要があります。

　喀痰検査は異なる日に3回、いわゆる3連痰を行います。（塗抹＋培養）×3回、核酸増幅法1回を併用します。核酸増幅法は保険診療上、1か月に1回しか認められないからです。

　喀痰を提出した後の具体的な検査の流れは、図18 のようになります。

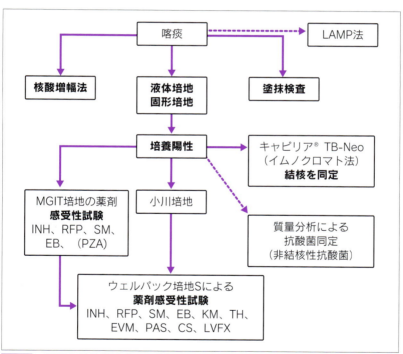

図18　喀痰の結核菌検査の一例

参考文献

1) Nagai K, et al. Diagnostic test accuracy of loop-mediated isothermal amplification assay for Mycobacterium tuberculosis: systematic review and meta-analysis. Sci Rep. 2016; 6: 39090.

COLUMN ／ PCR 法いろいろ

　結核の診断には核酸増幅法が欠かせませんが、そもそも核酸増幅法って何でしょうか。

　核酸は、生物の遺伝子を保持することに欠かせない重要な分子です。DNA（deoxyribonucleic acid）と RNA（ribonucleic acid）があります。DNA の構造に基づいて細胞は作られていくため、DNA は細胞の設計図のような役割と考えてよいでしょう。RNA は DNA の設計図を基に、タンパク質を合成する役割があります。

　核酸増幅法の代表的なものには PCR（polymerase chain reaction）法があります。DNA の特定の領域を増幅させることができます。1983 年、キャリー・マリス先生は、彼女とドライブ中に PCR 法を思いついたそうです。基礎研究だけでなく、医療や法医学、考古学に用いられています。そういえば、スティーブン・スピルバーグが映画化した『ジュラシック・パーク』では、恐竜の血液を吸った蚊が樹脂に閉じ込められ化石となり、そこから恐竜の DNA を PCR 法で増幅したという話でした。しかし、あくまでも PCR は DNA の断片を増幅する方法であり、実際のところ恐竜の複製は難しいです。

　感染症検査における核酸増幅法の利点は、**培養に時間がかかる微生物や、培養が難しい微生物を迅速に検出できること**です。呼吸器検体としては結核菌だけでなく、たくさんの微生物に応用されています。保険収載されていないものもありますが、マイコプラズマ、レジオネラなど特殊な培地を用いる検査、ニューモシスチス・イロベチー（*Pneumocystis jirovecii*）など培養が困難なもの、さらにはサイトメガロウィルスやインフルエンザウイルス、そして新型コロナウイルス（SARS-CoV-2）といった、ウイルス感染症の診断に広く用いられるようになりました。

　結核菌の核酸増幅法は、結核菌に特異的な領域を増幅させることができます。つまり、数時間から 1 日で結核菌の検出が可能です。増殖法は以下に挙げるように様々なものがあります（表1）。

　特筆すべきは、Xpert®MTB/RIF です。これは結核菌群 DNA 検出と同時に、*rpoB* 遺伝子の変異を検出することができます。*rpoB* 遺伝子に変異があると、抗結核薬リファンピシンに耐性となります。診断から遺伝子解析まで即座に行うことができ、耐性結核が疑われる場合には初期治療のレジメンを最適にする強力なツールとなります。機器自体（GeneXpert®）は COVID-19 の検査として新たに導入された施設が増えています。

　また、2023 年より Cobas®RIF/INH が保険収載されました。これは、先ほどの *rpoB* 遺伝子変異だけではなく、*inhA*、*katG* 変異といった、抗結核薬イソニアジドの耐性も検出できるようになりました。これからは耐性遺

伝子を踏まえた初期治療が普及してくるのでしょう。

　核酸増幅法は、あくまでも結核菌に特異的な配列を検出するのみで、その結核菌が生きているかどうかは証明できません。結核菌が死菌であった場合、培養はされませんが核酸増幅法は陽性になることがあります。そのため、治療効果の指標として、培養検査の代わりに用いることはできません。

表1 代表的な結核菌核酸増幅法

	増幅法	検出法	時間
コバス TaqMan®MTB	Real-time PCR	TaqMan probe	3 時間
TRCRapid®M.TB	TRC	INAF probe	1.5 時間
Loopamp® 結核菌群検出キット	LAMP	リアルタイム濃度測定	約 1 時間
Xpert®MTB/RIF	Real-time PCR 約 2 時間	Molecular Beacon rpoB 変異も検出	約 2 時間

4 喀痰検査の感度を上げる工夫

　喀痰検査の感度、特に塗抹検査の感度によくありません。核酸増幅法も、塗抹陽性検体でないと感度は今一つです。

　また、唾のような喀痰を検査してもなかなか陽性になりにくいです。質の良い喀痰を採取する必要があります。喀痰容器を自宅に持って帰っていただき、早朝起床時にうがいをした後に採取するなど、採取法にも工夫が必要です。

　とはいえ、連日早朝の痰を持ってくるのはハードルが高く、外来で検査することも多々あります。しかし、患者さんにその場で「痰を出してください」と言っても、そんなにすぐには出ません。そこで、高張食塩水吸入や、ラングフルート®を用いて、喀痰を誘発して採取することもあります。

　3％高張食塩水は 10％ 塩化ナトリウム 6 mL に生理食塩水 20 mL を加えることで作成することができます。

　欧州呼吸器学会では、開始前に 200 μg の吸入サルブタモールを投与し、高張食塩水を超音波ネブライザーで 5 分間隔、最大 20 分かけて吸入する方

法が推奨されています。

参考文献
・Paggiaro PL, et al. Sputum induction. Eur Respir J Suppl. 2002; 37: 3s-8s.

なぜ「3連痰」なのか？

　異なる日に3回痰を検査する、いわゆる「3連痰」を行うことは常識となっています。3度目の正直ではなく、科学的な理由があります。**塗抹検査／培養検査の累積陽性率が、1回目で64%/70%、2回目で81%/91%、3回目で91%/99%なり、それ以降はほとんど変わりがない**ためです。3回行うのが最も合理的であると考えられ、現在も「3連痰」が行われています。誰もが口にはしませんが、競馬の3連単（馬番号三連勝単式勝馬投票法）と違って、最低1つ当てればよいのです。

胃液の検査はどういうときにするの？

　肺結核の検査は、喀痰検査だけでなく胃液検査も有名ですね。朝一番の胃液から、夜に飲み込んだ痰を検出します。一晩まるまるの喀痰検査のような雰囲気で、さぞ感度が高そうに感じますが、実際にはそうでもありません。具体的には結核診断に対する胃液検査の感度は21.2%、培養検査は71.4%でした。しかし、3連痰のうち、1回を喀痰から胃液にすると、感度は78.6%から87.4%に上昇します。そのため、胃液検査は喀痰の塗抹陰性例や、痰の喀出が難しい症例に威力を発揮する検査と言えます。

参考文献
・Shimoda M, et al. Usefulness of gastric aspirate for the diagnosis of smear-negative pulmonary tuberculosis. J Infect Chemother. 2022; 28: 1041-1044.

おまけ　便からの結核菌検査

　胃液から調べることができるなら、当然便からも調べようという猛者がいます。便に対し、核酸増幅法（Expert®MTB/RIF）を行っています。喀痰塗抹陽性（1＋〜3＋）患者検体では便からの検出率は100%（81.7%〜100%）、塗抹陰性の検体で81.0%（58.1%〜94.6%）、喀痰塗抹陰性患者検体で50.0%（15.7%〜84.3%）でした。今後高齢者施設のスクリーニングで使える未来が来るかもしれません。

参考文献
- Kokuto H, et al. Detection of Mycobacterium tuberculosis (MTB) in Fecal Specimens From Adults Diagnosed With Pulmonary Tuberculosis Using the Xpert MTB/Rifampicin Test. Open Forum Infect Dis. 2015; 2: ofv074.

Chapter III
結核の治療法

Chapter III｜結核の治療法

結核の化学療法

　肺結核の治療は、抗結核薬を毎日規則的に長期に飲むことです。これを結核の「化学療法」と言います。

　化学療法といえば、抗がん剤によるがん化学療法を思い出します。「化学療法」とは、化学物質を体内に投与して病気を治すことです。実は、最初の化学療法はパウル・エールリッヒと泰佐八郎が開発した、梅毒に対する「サルバルサン」投与でした。つまり、化学療法の由来は抗菌薬による感染症の治療（抗菌化学療法）だったのです。

　薬剤の力不足や、耐性など単剤で治療が困難な場合には、多剤を組み合わせて治療されています。それは抗がん剤でも抗結核薬でも同じです。

1 結核の標準治療、2HRZE4HR

　耐性の薬剤がない、つまり薬剤感受性結核に対する「標準治療」とは「2HRZE4HR」（にえいちあーるぜっといーよんえいちあーる）です。突然の数字とアルファベットの登場です。新宿駅の伝言板にXYZと書く暗号じゃないんだから[1]。結核業界ではこのワードはそれこそ標準的なのですが、結核診療を未経験な人はさっぱりわからないと思います。結核オタクと皆さんの溝を埋めるために、この暗号について説明していきます。

　と言っても、とても単純です。

- アルファベットは抗結核薬の略称
- 数字は治療期間（何か月）

を指します。

1　漫画『シティーハンター』で冴羽獠に仕事を依頼するときに用いる。

2 抗結核薬の略称

　アルファベットは1文字でそれぞれの抗結核薬を示しています。例えば、イソニアジドは「isonicotinicacid hydrazide」→「INH」→「H」というふうに壮大に省略しています。

　このように少なくとも標準治療（またはそれに準じた治療）に用いられる薬剤については、このアルファベット1文字の略称がつけられています。リファンピシン（rifampicin → RFP → R）、エタンブトール（ethambutol → EB → E）、ピラジナミド（pyrazinamide → PZA → Z）、ストレプトマイシン（streptomycin → SM → S）です（表1）。ピラジナミドが「P」じゃなくて「Z」なのがちょっとかっこいいです。

　「HRZE」とは、**INH+RFP+PZA+EB の4剤を併用する**という意味になります。INH → RFP → EB → PZA のように順々に投与するのではありません。

　繰り返しになりますが、数字は「何か月連続投与するか」という意味です。つまり、結核の標準治療である「2HREZ4HR」は「**2か月間 INH+RFP+EB+PZA を投与した後に、4か月間 INH+RFP を投与する**」という意味になります（図1）。

表1　標準治療に用いられる抗結核薬とその略称

抗結核薬の名称	英語表記	略称	略称の略称
イソニアジド	**iso**nicotinicacid **h**ydrazide	INH	H
リファンピシン	**r**if**a**m**p**icin	RFP	R
エタンブトール	**e**tham**b**utol	EB	E
ピラジナミド	**p**yra**z**in**a**mide	PZA	Z
ストレプトマイシン※	**s**trepto**m**ycin	SM	S

※視力低下時などエタンブトールの使用が難しい例で代わりに用いられる。

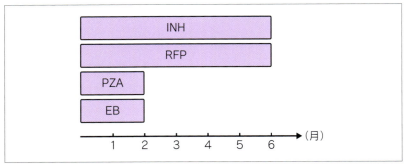

図1　結核標準治療「2HRZE4HR」
2か月間 INH RFP PZA EB の4剤を投与して、INH RFP を4か月投与する。

3 結核の化学療法、3つの役割

　結核に対する化学療法の役割は3つあります。①目の前の結核症を**改善させ**救命すること、②耐性菌を作らないこと、**③再発させない**ことです。一見その他の細菌感染症と同じように思えますが、治療する医師にかかる責任の質は他の感染症と異なるのではないでしょうか。

　その理由の一つは、結核症が空気感染する疾患であり、発病した患者は、感染力があれば隔離されることです。今はテレワークで可能な仕事が増えましたが、一般的には入院中は仕事ができなくなります。また、不十分な治療を行って再発する、もしくは不適切な治療により薬剤耐性結核が生じてしまう場合には、長期に社会生活に制限がつき、かつ不治の病になりかねません。そのとき治療だけではなく、社会生活やその後の人生ことまで、直接つながっていきます。通常の感染症は、一度治療したらそれで解決する場合が多いことが異なるところです。

4 耐性菌と併用治療

　何度も触れているように、結核治療では耐性菌をつくらないことが重要です。結核菌を抗結核薬で治療していても、突然変異で薬剤耐性を生じえます（突然変異自体は抗結核薬投与と独立事象です）。突然変異の頻度は INH と SM でだいたい結核菌 10^6 個に1つ、RFP で 10^8 個に1つ、EB で 10^5 個に1つです[1]。

1つの空洞性病変には10^8個の結核菌がいますから、抗結核薬1剤で治療に挑むと、確実な効果は得られません。耐性菌の割合が1%を超えれば、その薬剤に対する「耐性」結核となってしまいます。また、単剤で1か月治療すればほとんど耐性化します（1か月未満でも可能性は十分あります）。そのため重要なのは「**感受性のある複数の薬剤**を同時に開始する（併用する）こと」です。たとえば、INHとRFPを併用すれば、INHかつRFP耐性の菌は10^{14}個に1つになり、変異はまず起こりえないという感覚です。

あれ？　それならばINH＋RFPだけで治療いいんじゃね？　ということになりますが、よく読んでください。「**感受性のある**複数の薬剤」を投与すると書いていますよね。感受性ないとだめなんですが、困ったことに、世の中には治療をしていなくても「自然耐性」を持った結核菌がいるのです。

結核菌が分離されて、薬剤感受性が出るまで1か月以上もかかります。つまり、耐性菌かどうかはすぐにはわからないのです。そんな中、INH＋RFPの2剤の治療を行うことは、大変なギャンブルとなります。もしも、INHが耐性であった場合、2剤で治療していたつもりが、実質RFP1剤で治療したことになります。そうするとRFPも耐性となり、INHかつRFP耐性菌、つまり「多剤耐性結核菌」なってしまうかもしれません。

日本では、新たに分離された肺結核患者では3%がINH耐性菌です[1]。多剤耐性結核とならないために、少なくとも3つの薬剤を投与しEBを加えているのですね。大変合理的です。

では、抗結核薬をどれでも3つチョイスして「俺の治療」を行えば何でもよいかといえば、そうではありません（表2）。数々の臨床試験から、最も治療が成功しやすい現在の標準治療ができているのです。

表2　過去の結核レジメン治療成績の例

レジメン	再発率
2HRZS2HRZ	16%
2HRZS2HR	11%
2HRZS2HZ	32%
2HRZS2H	30%

(Controlled clinical trial of five short-course (4-month) chemotherapy regimens in pulmonary tuberculosis. Second report of the 4th study. East African/British Medical Research Councils Study. Am Rev Respir Dis. 1981; 123: 165-170 を参考に作成)

世界で初めてのランダム化比較試験は1946年、結核治療のストレプトマイシンの治療でした[2]。EBM(Evidence Based Medicine)の基本中の基本なのです。これに始まり、世界の結核の治療は1952年のストレプトマイシン、パラアミノサリチル酸(para-amino-salicylic acid：PAS)、イソニコチン酸ヒドラジド(SM+PAS+INH)の24か月併用療法が行われました。1960年代はエタンブトールが登場し、パラアミノサリチル酸から置き換わり、SM+INH+EBの18か月併用療法となりました。1970年代にリファンピシンが登場し、SM＋INH＋RFP＋EBの9〜12カ月治療、1980年代にピラジナミドが登場し、現在の標準治療 INH+RFP+PZA+EB から始まる6か月治療が行われるようになりました[2]。

　最後に登場したPZAですが、耐性化を予防する効果はほとんどないのです。後述するように、PZAの治療は最初に結核菌をどーんと減らし、治療期間を短くするために大きな力を発揮するのです。つまり、PZAが投与できない人は別の抗結核薬を足すのではなく、INH＋RFP＋EBの3剤を用いたレジメンとし、後半のINH＋RFPの治療期間を延長し、合計9か月間治療することになります。

5 標準治療と"three-population-model"

　もう一度強調しますが、結核治療を効率よく行うために非常によくできているのが、この標準治療です。結核治療医にとって伝説となっているIsemanの書[3]には標準治療の理論が述べられています。結核菌には代謝や解剖学的な要因によって、3つの状態があると考えられる、いわゆる"three-population-model"について解説しています。

　結核菌には3つのステータス、つまりA**(増殖の速い菌)**、B**(酸性の環境でゆっくり増殖する菌)**、C**(たまに増殖する菌)**があります。同じ感受性の薬剤でも、このようなステータスの菌が混在しているのです。

　標準治療では、最初の2か月にAとB、その後はCを徹底的にやっつけるという治療になります。前者を**初期強化療法**、後者を**維持療法**と言います。結核の治療には、2つのフェーズがあるのですね。

――― 初期強化療法 ―――

　治療開始前は、結核の病巣には圧倒的にステータスAが多いです。増殖が

速いぶん、強力な抗結核薬の治療で速やかに減少していきます。この菌にうってつけなのが INH です。抗菌力は強いほうから **INH>>SM>RFP>EB** の順になっています。

　次に多いのはステータス B で、酸性の環境下でゆっくりと増えている菌です。初期の急性炎症や乾酪巣は弱酸性と言われています。酸性の条件下って、一般的には薬剤は効きにくくなるんです。一気に化学療法が効く A と比べて、じんわりと減っていきます。

　このステータス B を早期に駆逐するにうってつけの薬剤が **PZA** です。PZA は pH 5～6、酸性の条件で最も抗結核作用を有する薬剤です。ステータス B に対する抗菌力は **PZA>>RFP>INH** です。だんだん減ってくる結核菌を、早期にガツンと殺菌できるので、PZA を投与できれば全体の治療期間を短くすることができます。効果は 2 か月と言われています。それから先は不明で、続ける意義はそれほどないと言われています。

--- 維持療法 ---

　ステータス C は散発的に分裂する菌です。この分裂が遅い菌を徹底的に叩くのが維持療法であり、再発を防ぐのです。残り少ない菌をじわじわと結核菌を 1 匹残らず駆逐しようと頑張る治療なのです。結構時間がかかります。RFP は、治療全体の長さを短くするキードラッグと言えます。抗菌力は **RFP>>INH** です。

--- 合理的な標準療法 ---

　以上のように、標準療法は最初の 2 か月**初期強化療法** (2HRZE) で INH ＋ RFP を中心にステータス A を叩き、さらに PZA を使いステータス B を叩き結核菌の量を一気に減らします。また、EB を併用して耐性菌に備えます。

　およそ 2 か月たったところで薬剤感受性が判明するので、感受性菌とわかれば**維持療法**である INH ＋ RFP で再発の可能性を徹底的に下げるのです（図2）。とても合理的な治療と言えるでしょう。

　既に完成された治療ではありますが、結核撲滅のためには、より効果が高く、より短期間で終了し、副作用が少なく、コストもかからない治療ができないかなあと思っています。

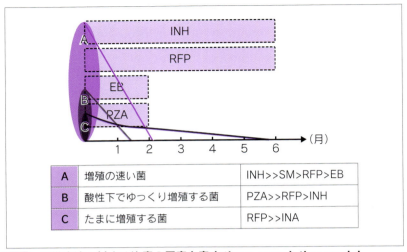

図2 化学療法に対する治療の反応を表す three-population model

6 Dormant（休眠状態の菌）は駆逐できない

ところで、化学療法の目的を思い出してください。「③再発させないこと」というのがあります。**どんなに良い治療をしても結核をすべてやっつけることはできず、一生「再発するかもしれない」リスクがごくわずかに残ります。**「完治しない」病なのです。

どうして完治しないかと言えば、ステータスA、B、Cだけではなくもう一つ、全く分裂のしない、抗結核薬が全く効かないステータスがあるのです。それを分裂は全くしない**休眠状態（Dormant）**と言います。どこかの肉芽の奥底で、引きこもって眠っているのでしょう。DormantはDで始まるため、僕は勝手に頭文字（イニシャル）Dと呼んでいます。結核菌の治療を終了しても、Dが潜んでいるのです。Dが一生目覚めない場合がほとんどですが、高齢、免疫不全状態など抵抗力が低下した場合に、再発するリスクは残っているのです。潜在性結核症というのは、この休眠状態の菌がいつでも燻っているという状態です。

参考文献など
1)　益財団法人結核研究所疫学情報センター．令和3年結核年報集計結果．表11年次別 新登録肺結核培養陽性結核患者の薬剤感受性検査結果．

https://jata-ekigaku.jp/nenpou/（閲覧日：2024 年 7 月 10 日）
2）Yoshioka A. Use of randomization in the Medical Research Council's clinical trial of streptomycin in pulmonary tuberculosis in the 1940s. BMJ. 1998; 317: 1220-1223.
3）Ma Z, et al. Global tuberculosis drug development pipeline: the need and the reality. Lancet. 2010; 375: 2100-2109.
4）A Clinician's Guide to Tuberculosis. Michael D. Iseman; Lippincott Williams & Wilkins, 2000.

Chapter III 結核の治療法

2 抗結核薬

1 標準治療に用いられる抗結核薬

　結核の化学療法は、複数の抗結核薬を併用し、長期間投与するのでした。しかも、抗結核薬は普段使い慣れているような抗菌薬とは違います。
　そのため、結核を治療するにあたり、メジャーどころの結核薬の特徴と、副作用、知っておいたほうがよい豆知識を紹介します。
　薬剤の特徴なんて、添付文書に書いてあるし、困ったら薬剤師さんにいろいろ聞けばいいんじゃない？　と思うかもしれません。しかし、結核薬はそれほどたくさん処方される薬剤ではないため、薬剤師さんも親しみのあるものではありません。また、ネットで添付文書を検索して解決できる問題だけはなく、生活で気を付ける点なども少なくなりません。診療を円滑に行っていく上で、抗結核薬の特徴を医師が知っておくことは大変有用です。
　抗結核薬の主要メンバー4つをご紹介します。

2 イソニアジド（isoniazid：INH）

　正式名称は"**イソニコチン酸ヒドラジド**（Isonicotinic Acid Hydrazide：INAH、INH）"です。大変長い名前ですが、僕の結核の師匠はどんな学会でも講演でも絶対にこう呼びます。だから僕もそう呼んでいました。結核専門外の世界では「それって何？」ってよく言われるので、最近は自粛しています。この薬剤は先ほどの略称である"INAH"から、通称「アイナー」と呼ばれています。この薬には脂肪酸合成を阻害する働きがあります。結核菌の細胞壁は脂肪酸たっぷりのミコール酸があるため、イソニアジドはこの細胞壁を破壊し、結核菌をやっつけます。分裂が速い菌には殺菌的に、遅い菌には静菌的に働きます。肝臓で代謝されるため、腎機能障害があっても容量調節は不要です。透析患者

にも用いることができます。

抗うつ薬の起源はイソニアジドだった

　イソニアジドの稀な副作用として、多幸感がありました。「結核患者が病棟でダンスを踊っている」と表現されたような、多幸感をもたらすと言われていました。この副作用が抗うつ薬の開発の大きな一歩となりました。

　イソニアジドはモノアミン酸化酵素（Monoamine oxidase：MAO）を阻害する働きがあります。モノアミンとは、セロトニンや、ヒスタミン、ドーパミン、ノルアドレナリン、アドレナリンなどの神経伝達物質の総称です。うつ状態である場合、脳内のノルアドレナリン、セロトニンが不足していると考えられています（モノアミン仮説）[1]。ですので、MAOを阻害すれば、脳内にモノアミンが枯渇することなく、うつ状態が改善すると考えられました。

　そして、イソニアジドと同じヒドラジン化合物であるイプロニアジドが、初めての抗うつ薬（モノアミン酸化酵素阻害剤）として開発されたのです[2]。そう、抗うつ薬の起源はイソニアジドであったというのは、面白いことです。いわゆる三環系抗うつ薬に分類され、起源はイソニアジドなんですよね。抗うつ薬と併用禁忌が多いのは、モノアミン抑制効果がかぶってしまうからなのです。

参考文献
1) Delgado PL. Depression: the case for a monoamine deficiency. J Clin Psychiatry. 2000; 61 Suppl 6: 7-11.
2) Ramachandraih CT, et al. Antidepressants: From MAOIs to SSRIs and more. Indian J Psychiatry. 2011; 53: 180-182.

肝障害

　イソニアジドの副作用として最も多いのは**薬剤性肝障害**です。薬剤性肝障害には、肝細胞障害型、胆汁うっ滞型、混合型の3つがあります。イソニアジドは肝細胞障害型で、血液検査のAST、ALT値が上昇します。また、重症例では高度な肝不全を伴う可能性もあります。肝障害がある人にはイソニアジド使用はより丁寧に行います。具体的には、肝不全や非代償性肝硬変など肝機能が著しく低下している場合に場合は、投与を見合わせることも考慮します[1]。アルコール性肝障害など、慢性肝疾患をもつ患者さんは、僕は結構慎重に、治療が始まった直後は週1回くらい血液検査をしています。

　ちなみに、イソニアジドの軽度の肝障害、つまりALTが40〜100 IU/Lくらいに上がっても症状のない場合は体感的には1割程度あるかなと思いま

す。症状とデータの動きを見ながら続けていけることもあり、なぜか経過とともに改善していくこともあります。

また、イソニアジドの代謝に個人差があり、肝障害が起こりやすい人もいます。血中濃度というよりも代謝が原因とされています。イソニアジドは N-acetyltransferases 2（NAT2）により代謝されます。代謝産物であるヒドラジンの生成量が解毒能を上回ると、肝障害を生じやすいと言われています。

参考文献
1) 日本結核病学会治療委員会．抗結核薬使用中の肝障害への対応について．結核．2007; 82: 115-118.

■ イソニアジドと食事についての注意点「アイナー飲んだら酒飲むな」 ■

イソニアジドの内服中には食事もちょっとだけ制限されます。「チラミン」と「ヒスチジン」の摂りすぎに注意する必要があるのです。「チラミン」は多量の**赤ワイン、熟成チーズ、チョコレート・ココア**などのカカオ製品、**キムチ**など漬け物などに含まれます。「チラミン」はアミンの一つで、MAOにより分解されます。そのため、イソニアジドを内服している中にチラミンをたくさん摂取すると、**チラミン中毒（顔面紅潮、頭痛、動悸、吐き気、血圧上昇など）**が起こることがあります。

次に「ヒスチジン」についてです。マグロ、カツオ、ブリ、ハマチ、イワシなど、**魚類の鮮度が低下**すれば、細菌により「ヒスチジン」が「ヒスタミン」に変わります。そのため、鮮度の低下した魚類を食べると、「ヒスタミン」によりかゆみや紅斑、頭痛や嘔気といったいわゆる「**ヒスタミン食中毒**」が起こることは有名です。ヒスタミンは1型アレルギーの原因物質で、しばしば魚アレルギーと混同してしまいます。ご想像通りかと思いますが、イソニアジドはヒスタミンの分解も阻止していまいます。そのため、魚類を食べるときは量を制限し（100 mgで発症すると言われています）、できるだけ新鮮なものにする必要があります。カツオは高知、クロマグロは大間で、なるべく漁港で採れたてのものを食べましょう。

美味しいものが食べられない。しかもお酒に合いそうなものばっかり。さらには、アルコール自体で肝機能障害もきたしうるため、要するに**飲みに行くのはやめておきましょう**という結論にならざるを得ないのです。

末梢神経障害

イソニアジドの副作用として有名なのは末梢神経障害です。イソニアジドはビタミン B6 の代謝を促進するために起こると考えられています。高齢者、妊娠・授乳中、栄養失調、アルコール依存、慢性肝障害、HIV 感染の方はリスクが高いと言われています。そういう患者さんがいれば、ピリドキシン（ビタミン B6）を補充する必要があります。毎日食事で十分にビタミン B6 が補える、若い元気な患者さんにとっては必須ではないとは思いますが、迷う場合は補充しておきましょう。だいたい 25 〜 50 mg と言われています[1]。

参考文献
1) Centers for Disease Control and Prevention. MMWR Recomm Rep. 1998; 47(RR-20): 1-58.

3 リファンピシン（rifampicin：RFP）

リファンピシンは 1970 年代に認可された、比較的新しい抗結核薬です。土壌細菌である *Amycolatopsis rifamycinica* によって作られています。細菌の RNA ポリメラーゼに直接作用して RNA 合成の開始反応を阻害し、抗菌力を発揮します。抗結核薬の中で最も高い殺菌効果を示し、分裂増殖している菌に対してはさらに強い力を発揮します。結核治療の最重要薬剤と考えてよいです。ちなみに、イソニアジドと同じ肝代謝であり、腎機能により用量調節は不要です。

併用薬に注意

さて、このリファンピシンですが、とにかく**「飲み合わせ」に注意**する必要があります。肝薬物代謝酵素であるシトクロム P450 系列 (特に **CYP3A4**)、および P 糖タンパクを誘導することがポイントになります。代謝を誘導するということは、体からどんどん代謝されていき、併用薬剤が体から出ていきます。薬の力が弱くなってしまうのです。世の結核オタクたちは、リファンピシンの使い過ぎからか、この CYP3A4 にとっても敏感なのです。

結核オタクが気になる併用薬で、なんと言っても気になるのがステロイドです。リファンピシンは肝でのステロイドの代謝・不活化を亢進させ、ステロイドの血中濃度が低下してしまいます。その結果ステロイドの効果が半減してしまう可能性があります。そのため、リファンピシン投与中は、もともと必

要だったステロイドの約 2 倍に増量されることが多いです。その他にはシクロスポリン、タクロリムス、ワルファリン、直接経口抗凝固薬（Direct Oral Anticoagulants：DOAC）、抗てんかん薬（フェニトイン、カルバマゼピンなど）、アゾール系抗真菌薬、SU 薬、β ブロッカー、経口避妊薬、近年では新型コロナウイルス治療薬あるニルマトレルビル・リトナビルなど、様々な治療薬に相互作用があり、どいつもこいつも作用が減ったら困るものばかりです。メジャーどころを押さえていますが、やっぱり薬剤師さんの力はありがたいです。

副作用

　リファンピシンに多い副作用は、悪心、嘔吐、下痢といった胃腸障害、発疹です。
　肝障害はイソニアジドと比べ頻度は高くありません。薬剤性肝障害としては ALP、γ GTP など胆道系酵素が優位に上昇する、胆汁うっ滞型です。アルコール多飲や肝疾の既往などの素因を持った人がリスクと言われています。
　稀ですが忘れてはならないのが、**腎障害**です。間質性腎炎をきたすことが多いです。できるだけ早く休薬しましょう。
　副作用とは言わないかもしれませんが、リファンピシンの色素が尿、汗、涙に流れ出て、赤やオレンジ色に染まることがあります。患者さんは「血尿が出た！」とびっくりされることがあります。あとは、コンタクトレンズがオレンジ色に染まることは伝えておきましょう。

4 エタンブトール（ethambutol：EB）

　エタンブトールは他の一次結核薬と比べ作用は強くなく、静菌的に働くと言われています。
　結核菌の細胞壁をつくるアラビノガラクタンの合成を阻害するためとも言われていますが、詳細はよくわかっていません。髄液移行性は良くないため、結核性髄膜炎のキードラッグにはなりにくいです。イソニアジドやリファンピシンとは違い、腎代謝であるため、腎機能に応じて用量調整が必要です。

副作用

　重大な副作用として最も有名なのが**視神経障害**です。内服直後ではなく、数か月後に起こりやすいと言われ、用量依存性にリスクが高まると言われています。15 mg/kg/day を上回ると、視神経障害の発生リスクが上がるとされて

います[1]。視神経障害の発生率は 1 ～ 3％前後で[1, 2]、半数は薬剤を中断することで改善しています。発生した場合にはできるだけ早く休薬する必要があります。

　エタンブトールの視神経障害は、**視力低下が主体**であり、視野狭窄は非常に少ないです。そのため、エタンブトール内服開始時には、できれば眼科に紹介することが望ましく、視力検査を行い、その後も定期的に検査を行うことが大切です。しかし、定期チェックでは限界があるため、患者さんには日頃から、雑誌、新聞、パソコン、スマホなど片目ずつ見てもらい、見にくくなっていないか確認するセルフチェックをお願いするとよいです。日本結核・非結核性抗酸菌症学会、日本眼科学会、日本神経内科学会の3学会合同で提言されています[3]。

　リファンピシンとともに、皮疹がしばしば起こると言われています。

参考文献など

1) World Health Organization. Ethambutol efficacy and toxicity: literature review and recommendations for daily and intermittent dosage in children. http://apps.who.int/iris/bitstream/handle/10665/69366/WHO_HTM_TB_2006.365_eng.pdf;jsessionid=2C3D18BDA8CD999C009EDCE48BB016B6?sequence=1（閲覧日：2024年7月10日）
2) Chen SC, et al. Incidence and prognostic factor of ethambutol-related optic neuropathy: 10-year experience in southern Taiwan. Kaohsiung J Med Sci. 2015; 31: 358-362.
3) 日本眼科学会．「呼吸器内科医がエタンブトール投与に際して行うべき眼科的副作用対策」について．日眼会誌．2022; 126: 109-110.

5 ピラジナミド（pyrazinamide：PZA）

　ピラジナミドはプロドラッグで、結核菌内ではピラジナミダーゼ(nicotinamidase/pyrazinamidaze：PZase) によりピラジン酸に変化します。プロトン化されたピラジン酸は、酸性の条件下 (pH 5 ～ 6) で再吸収され、十分に排泄ができないため蓄積され、結核菌の増殖を阻止すると言われています。つまり、結核の治療の項目でも述べたような早く増殖する結核菌（ステータスA）だけでなく、むしろ酸性の条件下でゆっくり増殖する菌（ステータスB）に効果が高いと言われています。イソニアジド、リファンピシンの効力を上げ、9か月の治療期間を6か月に短縮することができました。

　容易に**脳血液関門を通過する**薬剤であり、結核性髄膜炎に対するキードラッグの一つです。

副作用

　副作用は肝機能障害、胃腸障害、関節炎、高尿酸血症です。中でも注意すべきは肝機能障害です。イソニアジドと同じく、肝不全もしくはそれに準じた状態、慢性活動性C型肝炎でASTやALTが基準値上限の3倍（概ね100 IU/L以上）は控えたほうがよいと言われています[1]。容量依存性と言われていますが、結核医療の基準で定められた25 mg/kgは安全域です。しかし、標準治療で肝機能障害が起きた場合、治療を再開するにはPZAを使うことは控えておいたほうがよいでしょう。

　ピラジン酸が腎臓から排泄されるとき、尿酸と競合するため**ほぼ全例尿酸値が上昇します**。場合により、10 mg/dLを超えていることはよくあります。痛風発作を起こすことは滅多になく、投与量が1.5 g以下であれば2か月間投与する間に高尿酸血症の薬物治療は必要ないと言われています[2]。高尿酸血症に対して厳密な決まりはないようですが、自分としては15 mg/dLを超えるような著しい尿酸値の上昇であったり、関節痛を自覚する患者さんにはベンズブロマロンを経験的に投与しています。

　それとは別に、覚えておきたい豆知識としては、**BCG（Bacille Calmette-Guerin）には全く効果がない**ことです。泌尿器科では、癌の治療として膀胱内にBCGを投与することがありますが、その際に播種性感染症を起こすことがあります。その場合、結核治療でも行われるレジメンである、INH + RFP + EBの投与を行います。「結核と同じ」と考えがちですが、効果のないPZAを投与しないようにしましょう。

参考文献など

- World Health Organization. Ethambutol efficacy and toxicity: literature review and recommendations for daily and intermittent dosage in children.
  http://apps.who.int/iris/bitstream/handle/10665/69366/WHO_HTM_TB_2006.365_eng.pdf;jsessionid=2C3D18BDA8CD999C009EDCE48BB016B6?sequence=1 (Accessed on 2021/11/24).
- Chen SC, Lin MC, Sheu SJ. Incidence and prognostic factor of ethambutol-related optic neuropathy: 10-year experience in southern Taiwan. Kaohsiung J Med Sci. 2015; 31: 358-362.

1) Lamont EA, Dillon NA, et al. The Bewildering Antitubercular Action of Pyrazinamide. Microbiol Mol Biol Rev. 2020; 84: e00070-19.
2) 井上哲郎, 他. Pyrazinamide（PZA）2カ月投与による高尿酸血症と関節痛についての検討. 日呼吸会誌. 1999; 37: 115-118.

COLUMN / paradoxical reaction

　結核の治療を開始した後、きっちり結核の治療が入っているにもかかわらず、結核病巣自体が悪くなったり、胸水が出現したり、リンパ節が腫大したりすることがあります。治療しているのに悪くなるこの現象をparadoxical reaction（PR）と言います。他にはparadoxical response、paradoxical worsening や deterioration、upgradation response など呼び方は複数あります。

　その機序としては、やっつけられた結核菌から出てきた、菌体成分に対するアレルギーと言われています。そこに菌はいませんが戦っているわけです。見た目は悪くなってきているけれど、細菌学的には抗結核治療として失敗していない状態です。HIVでいう**免疫再構築症候群（Immune Reconstitution Syndrome：IRS）**と言っていいでしょう。

　結核の治療をしたのに悪くなれば、それは結核薬が無効なのか PR なのか、とても迷います。だからこそ、敵を知るということで PR について知っておく必要があります。

　PR の臨床像を示したうち有名な報告と言えば Cheng らのものです[1]。1966〜2001年に報告された PR122 例をまとめた報告で、発症時期の中央値は60日で、そのうち101例（82.8％）が肺外結核でした。新たな部位に生じたのは31例（25.4％）に過ぎませんでした。もともとの肺外結核が悪くなることはわかりましたが、肝心の肺結核はどうなのでしょうか。肺結核については日本からの報告があります。89例の肺結核のうち PR は21例（24％）で、PR を確認するまでの中央期間は22日でした。アルブミン値が低く、LDH、CRP が高い例、肺病変が片方を超えるものに多いことがわかりました[2]。

　このように、PR というのは決して稀ではなく、肺結核の範囲が広かったり、栄養状態が悪かったり、炎症反応が強い場合には特にイメージしなければなりません。

　目の前で起きている結核の増悪を、PR かどうかを鑑別する方法はないと思います。できることは、薬剤耐性結核が疑わしい状況かどうか、また他の疾患でないか確かめることです。

　薬剤耐性結核かどうかは、病歴からリスクが高くないかによります。でも、抗結核薬4剤を投与していて耐性化というのも考えにくい状況です。実際、文献1では、結核菌が分離された症例の95％は薬剤感受性でした。

　大切なのは**他の疾患でないかを鑑別すること**です。その肺結節は肺化膿症や真菌感染症ではないのか？　septic pulmonary embolism ではないのか？　肺がんではないのか？　**抗結核薬を始める前からアセスメントすることが大事です**。もちろん、気管支鏡ができるような状況ではないと思います。目の前の結核菌を退治することだけでなく、それから先のことを考えていきましょう。

結核症と診断して治療を開始する。**治療開始後の経過は結核症に矛盾がないか**、丁寧に診ていくことが重要です。

参考文献

1) Cheng VC, et al. Clinical spectrum of paradoxical deterioration during antituberculosis therapy in non-HIV-infected patients. Eur J Clin Microbiol Infect Dis. 2002; 21: 803-809.
2) 手塚敏史, 他. 肺結核治療中の paradoxical response に関する検討. アレルギー. 2019; 68: 691-695.

3 潜在性結核

1 潜在性結核症って何

　実は、結核を発症して、治療が完了しても、体から結核菌を撲滅することはできないのです。結核菌を封じ込めた状態がずっと続いています。これを、「潜在性結核症（latent tuberculosis infection：LTBI）」と言い、一生続きます。結核菌を免疫で封じ込めており、発病もしていないため、症状もありません。大抵の人は生涯封じ込めることができます。

　無害そうな潜在性結核症ですが、結核撲滅のために対策は重要です。体の免疫力が落ちたときに、結核菌が抑え込めなくなり、再燃してしまう場合があるのです。再燃してじわじわ増えていけば、いずれは発病してしまいます。その結果、他人に感染させてしまうかもしれません。伝染る状態の前に発見して治療するため、「潜在性結核症の治療」が必要となります。と、様々な教科書やサイトに書いてあります。

2 「潜在性結核症を治療」とはどういうことか

　僕は結核の勉強をしているうち、「潜在性結核症の治療」とは何なのか不思議に思っていました。一度結核に感染すれば、一生ずっと「潜在性結核症」のはずです。一生治らない疾患を治療する、哲学的ですっていうか全然意味が分かりません。

　この問いの答えを示すには、「潜在性結核症」を体の奥底に抱え込まれた爆弾のようなものと考えてみましょう。導線に火がつけば、爆発（発病）してしまいます。**「潜在性結核症の治療」とは、爆弾の導線がくすぶり、導線に火がつき（再燃）、爆発（発病）する前に火を消してしまうこと**です。再燃の気配があれば抑え込む、まるで、名探偵コナンでいう爆発物処理班、松田とか萩原

のようなお仕事です。

3 潜在性結核症の診断

では、潜在性結核症をどうやって診断すればよいでしょうか。体のどこにいるかわからない、感染症を細菌学的に証明するのって困難ですよね。そこで、発想を逆転し、結核に対する体の反応（免疫）から考えるのです。

免疫サイドから潜在性結核症をみれば、結核菌をやっつけるための持続的な免疫が働いているはずです。それを発見できれば、潜在性結核症が証明できます。

さて、結核の免疫について思い出してください（図1）。結核免疫の担い手の一つに、活性化マクロファージがありました。ただのマクロファージでは結核を倒すのは力不足のため、リンパ球などから遊離されるインターフェロンγの励ましを受け、活性化して結核菌と戦うのでした。

この、**結核抗原の刺激によって遊離されるインターフェロンγの存在**を調べる検査こそが、いわゆる T-SPOT®.TB や QuantiFERON®（QFT）などの**抗原特異的インターフェロンγ遊離検査**（Interferon Gamma Released Assay：IGRA（いぐら））なのです！

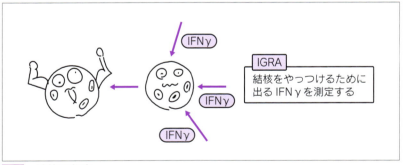

図1 結核の免疫

IGRA は、結核菌の刺激で出てくるインターフェロンγの「存在」を採血で調べる検査です。体のどこかで結核菌との戦いがあるのですが、それ以上のことは何もわかりません。例えば、結核菌が封じ込めている（潜在性結核症）なのか、再燃し、発病しているのか（活動性結核）、痰の中に結核菌がいる（排菌している）のか、区別はできないのです。

つまり、潜在性結核症とは、IGRA が陽性（結核菌との戦いがある）の状況で、活動性結核をきたしていない状態とも言えます。

4 IGRA の的中率に注意する

　IGRA を検査する場合に、必ず「陽性的中率」と「陰性的中率」を意識しなければなりません。IGRA はだいたい、感度 90％、特異度 98％という優れた検査です。うーん、なるほど、無敵の検査じゃんと思うわけですが、あんまり対象を考えずに結果を解釈すると、大きなやけどを負うことになります。
　さて、この優れた検査を 20 歳（結核 1％は感染している集団）10,000 人に、片っ端からに IGRA をしたとしましょう。結核患者 100 人を見つけることができるでしょうか。結果は 表1 のようになります。

表1　20 代（結核既往が 1％ある集団）に、IGRA を行った 2 × 2 表

	結核あり	結核なし	合計
IGRA 陽性	90	198	288
IGRA 陰性	10	9,702	9,712
合計	100	9,900	10,000

　なんじゃこれは‼　と体の一部に発疹が出てきた人もいらっしゃると思います。が、深呼吸をして考えてみましょう。一番下の段を見てください。結核がある人は 10,000 人のうち 1％、100 人です。感度 90％である IGRA を用いれば、90 人が陽性となります。残りの 10 人は、本当は結核なのに陽性にならず、診断できていません。
　一方で、一番下の段の結核のない 9,900 人を心が折れないまま注目してください。9,900 人に特異度 98％の検査をすれば、9,900 人のうち 9,702 人が IGRA 陰性となるのです。逆に言えば、198 人は結核でないのに陽性になってしまうのです。

　〜トイレ休憩〜

　さてここからがざっくりとしたまとめなのですが、**IGRA 陽性になった人の**

中で、結核に感染した人と、結核ではないのに陽性になってしまった人がいるわけです。当たり前ですが、陽性にも当たりはずれがあるわけです。後者を擬陽性と呼びますよね。

陽性で当たりの場合を「陽性的中率」と言います。この場合、90+198=288人中、90人が当たりなので、計算してみると 90/280 × 100 = 31.3% の的中率しかないのです。えええーー!?

逆に、陰性的中率は 9,720/(10+97,020) = 99.9% です。こっちは信頼できそう。

以上より、あまり結核のなさそうな人(集団の1%くらい)のIGRAが陽性であっても、3割程度しか本物（結核に感染した人）がいないということです。逆に陰性であれば 99.9%合っています。

さて、ここで80歳の高齢者(50%が感染している集団)10,000人に片っ端から IGRA をやってみた結果が 表2 のようになります。

表2 80代（結核既往が50%ある集団）に、IGRAを行った2×2表

	結核あり	結核なし	合計
IGRA 陽性	4,500	100	4,600
IGRA 陰性	500	4,900	5,400
合計	5,000	5,000	10,000

細かいことはさておき、

「陽性的中率」は 4,500/4,600 × 100 = 97.8%！ ほぼ当たりです。IGRA すごい。

「陰性的中率」は 4,900/5,400 × 100 = 90.7%です。多分違うでしょうが、たまに外すので要注意です。

というわけで、結論。

IGRA(T-SPOT®.TB や QFT) は、

- 可能性が低そうな人の陽性は半分以上外れ、陰性はほぼ100%信頼できる。
- 可能性が高そうな人の陽性はほぼ100%信用でき、陰性も心強いが油断はできない。

ひどく当たり前じゃないかと思いますが、「**この感覚**」を知っておくことが

大切です。

5 IGRA が陰性でも、肺野に陳旧性陰影（ちょっとした石灰化）がある場合

　IGRA が陰性でも、油断できないため陳旧性結核症の治療をすることがあります。それは、胸部画像診断で「未治療の陳旧性結核病変」があり、生物学的製剤など免疫抑制治療を行う場合です。年齢と接触歴、治療の有益性を考え、総合的に判断することになります。

　と、まあどうしてこんなに回りくどい言い方をするのかというと、明らかに結核だっただろうという病変は別として、「ちょっとの石灰化」病変は結核であったという確証はないからです。でも、発症したら大変なことになるので、結核患者の接触者であった場合や、高齢者の患者さんは「みなし潜在性結核症の治療」を行わざるを得ないのです。

6 どんな人に「潜在性結核症の治療」が必要なのか

　潜在性結核症の治療とは、具体的には抗結核薬の 1 つまたは 2 つを一定期間内服することです。薬剤の内服ですので、肝機能障害など副作用が生じることがあります。

　IGRA が陽性でも、検査前確率が低い患者さんはハズレが多いのでした。そのため、ただ IGRA の数値が高いだけで、副作用の起こりうる治療を全員に行うことは控えるべきです。こいつは燻って爆発しそうというやつを狙って治療することが効率的かつ正当化されるのです。

　潜在性結核症が燻り爆発しそうな因子を、業界ワードで「発病リスク」と呼びます。潜在性結核の治療指針では以下の 表1 のようになります。

　勧告レベル A（発症リスク 4 以上）とは、この項目に 1 つ当てはまれば治療しましょう、ということです。勧告レベル B は 2 つ以上当てはまれば治療適応です。ステロイド内服は 1 日 15 mg を 1 か月、煙草は 1 日 20 本以上がだいたいのカットオフです。

表1 結核発病リスク要因と勧告レベル

対象		発病リスク
勧告レベルA (LTBI 治療を行う)	HIV/AIDS	50〜170
	臓器移植	20〜74
	珪肺	30
	透析を要する腎不全	20〜25
	2年以内に結核感染した場合	15
	胸部画像で未治療の「陳旧性結核」	6〜19
	生物学的製剤使用	4.0
勧告レベルB (条件が重なれば治療)	ステロイド(経口)	2.8〜7.7
	ステロイド(吸入)	2.0
	免疫抑制剤	2〜3
	コントロール不良の糖尿病	1.5〜3.6
	低体重	2〜3
	喫煙	1.5-3
	胃切除	2〜5
勧告レベルC (直ちに治療は不要)	医療従事者	3〜4

(日本結核病学会予防委員会・治療委員会.潜在性結核感染症治療指針.結核.2013; 88: 497-512 より改変)

参考文献

1) 日本結核病学会予防委員会・治療委員会.潜在性結核感染症治療指針.結核.2013; 88: 497-512.

7 潜在性結核症を検索し治療するケース

肺結核の接触者に対する治療

　排菌のある結核患者に接触し、IGRA が陽性になった場合は結核に感染したことになります。**新規に感染した患者さんは、2年以内の結核発病リスクが15倍である**ため、潜在性結核症の治療の絶対適応です。結核の細胞性免疫が

検出できる（しっかり結核菌をやっつけるためのインターフェロンγが産生される）まで時間がかかるので、2か月あけて検査するのです。

逆に、接触者健診で陽性になったとしても、2年より前に感染している可能性があるなら、治療を行わず経過観察をすることも多いです。ただ、コントロールのIGRAを測っていて陽転化している場合は治療適応になるでしょう。その他、勧告レベルの高い因子が重なっている場合は、総合的に判断することが必要になります。

――― 生物学的製剤を用いる前のスクリーニング ―――

関節リウマチなどに対する生物学的製剤の有害事象の中には、日和見感染症があります。結核もその一つです。思い出すのはTNF阻害薬です。TNFαは結核を封じ込めた肉芽の維持のキーとなるものでした。**結核菌の封じ込めが溶ければ、再燃してしまいます。**

そのため、生物学的製剤を開始する前には、例えば結核が疑わしい病歴、既往歴、接触歴などしっかりとした問診・IGRA・胸部X線撮影を必須とし、必要に応じて胸部CTを撮影し、潜在性結核症があれば積極的に治療していきます。

8 潜在性結核症の治療

LTBIを治療することで結核の感染者が2年以内に発病する可能性が10%とすれば、その60〜70%の発病を予防します。つまり、感染しても発病率を3〜4%に減らすことができます。その結果、本人と周囲は結核の感染や発病の危険性を減らすことができます。

潜在性結核症の治療とは、具体的には抗結核薬を1剤内服することでした。潜在性結核症は、再燃しそうな結核菌が少ないうちに治療するため、1剤で何とかなるのです。逆に、**活動性肺結核をもし見逃していたら耐性結核ができてしまいます。**

2013年の潜在性結核症治療指針では、治療の第一選択はイソニアジド（INH）の6か月または9か月治療でした。INHが使用できない場合に限り、リファンピシン（RFP）の4か月または6か月治療が推奨されていました[1]。2019年にレジメンが見直され、現在はINH単剤に加え、INH＋RFPの3か月または4か月の投与が標準治療となりました[2]。

2018年Menziesらの報告[3]では、INH 9か月の治療はRFP 4か月の治

療と効果は同等であり、有害事象はRFPのほうが少ないことが報告されており、海外ではRFP4か月治療も標準治療の一つとなっています。

　RFP単剤の治療が日本で標準治療となっていない理由は、耐性化して発病する危険性が国内ではまだ十分に評価できていないからです。活動性結核の治療では、INH耐性化とRFP耐性化は臨床的には位置づけが大きく異なります。INHが耐性化した場合は、12か月程度の治療を要します。一方で、RFP耐性化となれば、INH耐性化の場合よりも多くの抗結核薬を、少なくとも18か月の投与することが必要となります。治療はそれだけ難しくなります。

参考文献
1) 日本結核病学会予防委員会・治療委員会. 潜在性結核治療指針. 結核. 2013; 88; 497-512.
2) 日本結核病学会予防委員会・治療委員会. 潜在性結核感染症治療レジメンの見直し. 結核. 2019; 94; 515-518.
3) Menzies D, Adobimery, Ruslami et al. Four months of Rifampin or nine months of Isoniazid for latent tuberculosis inadults. New Engl J Med. 2018; 379: 440-453.

Chapter III │ 結核の治療法

4 結核菌と似ているようで全然違う非結核性抗酸菌症

1 増えています

　非結核性抗酸菌症は最近増えており、注目されています。何と言っても「日本結核病学会」も「日本結核・非結核性抗酸菌症学会」に改名してしまうほどです。
　抗酸菌は、らい菌、結核菌、そして非結核性抗酸菌症に分類されます（図1）。非結核性抗酸菌症は細分化され、MAC菌（Mycobacterium avium complex）を代表に、今では200種類以上あります。

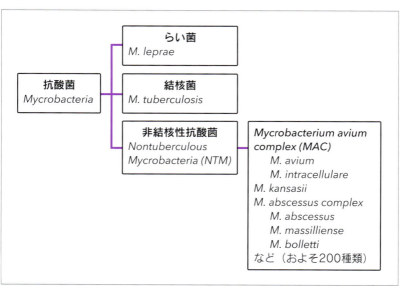

図1　抗酸菌の分類

　非結核性抗酸菌症は増え続けており、2014年の罹患率は14.7/10万人であり、2007年の調査時と比べおよそ2.6倍となりました。そして、同年の結核罹患率12.9を初めて上回りました。（図2）[1]。

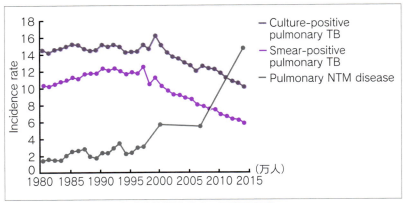

図2 肺結核症および非結核性抗酸菌症の罹患率推移
(Namkoong H, et al. Epidemiology of Pulmonary Nontuberculous Mycobacterial Disease, Japan. Emerg Infect Dis. 2016; 22: 1116-1167 を参考に作成)

　非結核性抗酸菌症の多くは MAC 菌で、およそ9割を占めます。それに続き *kansasii* や *abscessus* などが続いています。非結核性抗酸菌症はヒトからヒトに感染することがありません。そのため、検出されても隔離は必要ありません。

　非結核性抗酸菌症は環境に存在すると言われ、特に MAC 菌は土壌や水など環境に存在します[2]。家庭では浴室（とりわけシャワーヘッドやお湯の注ぎ口）に多く、予防のためには浴室を清潔に保つことが重要です。

　非結核性抗酸菌症には病型があります。主に重要なのは2つで、**結節・気管支拡張型と線維空洞型**です。その他には、孤立結節型や過敏性肺炎型がありますが稀です。

　結節・気管支拡張型（nodular/bronchiectatic type：NB 型）は、非結核性抗酸菌症の中で最も多く、中葉舌区に小さな粒状影と限局的な気管支拡張が見られます。中葉舌区の肺内に小さな粒状影、限局的な気管支拡張が見られます。別名、Lady Windermere syndrome とも言われ、中高年の女性に見られる肺疾患です。女性は咳を我慢するマナーがあったため、気道クリアランスが不良となり、中葉舌区に気管支拡張症と *Mycobacterium avium complex*（MAC）感染症を引き起こすという仮説が立てられていました[3]。

　線維空洞型（Fiber Cavity type：FC 型）は上葉に好発し、比較的大きな結節影と内部の空洞形成を特徴とします。結核に類似しており（FC 型）、典型的には上葉に線維性変化と空洞を認めます。一般的に FC 型は NB 型よりも予後が悪いとされています。

　前述の通り、非結核性抗酸菌は水や土壌に存在する環境菌であるため、喀

痰から1回のみ非結核性抗酸菌が分離されても、感染症の確定診断とはみなされません。異なる日に採取した喀痰から少なくとも2回以上分離されることが必要とされています[4]。ただし、気管支洗浄液から培養された場合、それは細菌学的に信頼性が高く、確定診断の一助となります。この細菌学的基準は、国際的にも広く受け入れられている標準的な診断基準です。

2024年に、日本の診断基準が改定されました（表1、表2）[5]。この改定では、日本独自の要素が取り入れられ、胃液および抗GPL-core IgA抗体の位置づけが明確化されています。新しい基準では、細菌学的診断基準として、喀痰から1回分離された場合であっても、同一の菌が胃液から分離されれば確定診断に至るとされています。また、MAC（*Mycobacterium avium complex*）感染症については、喀痰で1回の分離と抗GPL-core IgA抗体陽性の組み合わせで、暫定的な診断が可能であるとされています。

分離された非結核性抗酸菌が約200種類のどれに該当するかを正確に同定することが重要です。MAC菌の場合、拡散増幅法を用いたキットが用いられます。それ以外の菌種には、質量分析法が主に用いられています。

表1 非結核性抗酸菌症の診断基準

A. 臨床的基準（以下の2項目を満たす）
1. 胸部CT（HRCTが望ましい）で、結節性陰影・小結節性陰影や分枝状陰影の散布・均等性陰影・空洞性陰影・気管支または細気管支拡張陰影のいずれかの所見（複数可）を示す。 2. 他の疾患を除外できる。
B. 細菌学的基準（菌種の区別なく、以下のいずれか1項目を満たす）
1. 2回以上の異なった喀痰検体での培養陽性。 2. 1回以上の気管支洗浄液および肺胞洗浄液での培養陽性。 3. 病理組織検査（経気管支肺生検、または肺生検検体）で抗酸菌症に合致する所見を認め、組織またはまたは喀痰検体で1回の培養陽性。
以上のA、Bを満たす。

（日本結核・非結核性抗酸菌症学会 非結核性抗酸菌症対策委員会，日本呼吸器学会 感染症・結核学術部会，肺非結核性抗酸菌症診断に関する方針-2024年改訂，結核．2024; 99: 267-270 より）

表2 暫定的診断基準

1.	肺MAC症の初回診断時に限り、臨床的基準を満たし、1回の喀痰検体で培養陽性かつ抗GPL-core IgA抗体陽性。
2.	臨床的基準を満たし、胃液検体で培養陽性の場合、喀痰検体で1回以上の培養陽性。

（日本結核・非結核性抗酸菌症学会 非結核性抗酸菌症対策委員会，日本呼吸器学会 感染症・結核学術部会，肺非結核性抗酸菌症診断に関する方針-2024年改訂，結核．2024; 99: 267-270 より）

このように、非結核性抗酸菌は同じ抗酸菌に分類されるものの、結核とは性質や診断方法が大きく異なります。一方で、治療は結核と同様に、複数の抗菌薬を併用し、長期間の治療を行います。

　ただし、治療の目的が少し違います。結核では、休眠菌を除くすべての菌を完全に駆逐することです。非結核性抗酸菌症では、菌の量をできるだけ長期間減らし続けることです。

2 非結核性抗酸菌の治療

　治療に用いる抗菌薬はたくさんの種類があります。ここでは、非結核性抗酸菌の中で代表的なMAC菌を見ていきましょう。MAC菌の標準治療は**クラリスロマイシン（CAM）＋エタンブトール（EB）＋リファンピシン（RFP）**の3剤投与です。

　あれ、結核治療のイスコチン（INH）がクラリスロマイシンに変わっただけでは？と思うかもしれません。やっていることは同じですが、考え方としてはちょっと違います。

　肺MAC症と診断されたら、薬剤感受性検査をCLSI（Clinical and Laboratory Standards Institute）に準拠したプレートを用いて行いましょう。そこで最も参考になるのは、基本的にはクラリスロマイシンとアミカシン（AMK）の感受性です。

　大事なことは、**間違えて結核菌用の試薬を使わないこと**です。もしも、結核の試薬を用いてしまったら、感受性は表3のように、一次結核薬にすべて耐性となってしまいます。

表3　もしもMAC菌に結核菌用の感受性検査をしてしまったら

薬剤	感受性
INH	R
RFP	R
EB	R
SM	R

MAC 症の標準治療は CAM ＋ RFP ＋ EB ですが、上記のように RFP と EB が耐性でも、治療については変わりありません。結核菌の試薬を用いた結果は、何の役にも立たないのです。

　非結核性抗酸菌症の治療の主軸はクラリスロマイシンなどマクロライド系抗菌薬です。マクロライド系抗菌薬が耐性になると、さらにたくさんの抗菌薬の併用が必要となり、難治例となります。そのため、いかにしてマクロライドの耐性化にならず長期に治療できるかが重要です。

　耐性化を防ぐため、最も避けるべき治療はマクロライド単剤治療です。1 剤ではすぐに耐性となってしまいます。また、意外かもしれませんが、マクロライドにキノロンやリファンピシンを上乗せした場合でも、耐性防止を防ぐことは困難です。ですので、こういった治療もやってはいけません[6]。

　マクロライドに併用すべき薬剤は、エタンブトール（EB）です。マクロライドの耐性化を防ぐ効果があります。エタンブトールが使えない場合は、専門病院に相談をするべきです。

　3 剤目のリファンピシンについては、マクロライドの血中濃度を下げるとも言われており、クラリスロマイシンとエタンブトールに上乗せする効果がどのくらいあるのか、再度米国で臨床試験が行われています。結核治療の中で最重要なのがリファンピシンであったのに、随分と位置づけが違います。

3 いろいろな非結核性抗酸菌

　M.kansasii 症は、水道水などから分離されることが多いです。そして、非結核性抗酸菌の中ではどちらかというと結核寄りの性質をもつ菌です。結核菌と共通の祖先を持ち、結核に特異的な表面抗原を一部持っています。人には感染しませんが、T-SPOT®.TB などのインターフェロンγ遊離試験が陽性になることがあります[7]。

　治療はリファンピシンとエタンブトールがキードラッグで、それにマクロライドかイソニアジドのどちらかを併用するかと言われています。現在はイソニアジド（INH）＋リファンピシン（RFP）と、結核と同じ治療が推奨されています。

　非結核性抗酸菌症の中で、最も恐るべき菌の一つとされているのが**マイコバクテリウムアブセッサス（*M. abscessus*）**です。培養陽性となる期間が比較的短いことから、迅速発育菌に分類されます。*M. abscessus complex*（MABC）と言われており、亜種として *M. abscessus subsp.* ***abscessus***、*M. abscessus* subsp. ***massiliense***、M. abscessus subsp. ***boletti*** の 3 つがあります。

　この中でも M. abscessus subsp. abscessus はアブセッサス中のアブセッサスというくらい強力な菌です。多剤で治療を開始しても、すぐにマクロライド耐性となってしまいます。そのため、12 か月以上の菌陰性化の達成率 33%しかないと言われています[8]。

　M. abscessus subsp. massiliense はマクロライドに感受性があり、生存率は比較的高いと言われています[9]。boletti についてはデータが少なく情報が限られています。

　治療としてはマクロライド、アミカシン（吸入薬）、イミペネム / シラスタチン、クロファジミンなどたくさんの薬剤を併用して行いますが[10, 11]、専門医療機関に相談が必要です。薬剤感受性は、CLSI に準じた迅速発育菌専用のプレートを用います。

参考文献

1) Namkoong H, et al. Epidemiology of Pulmonary Nontuberculous Mycobacterial Disease, Japan. Emerg Infect Dis. 2016; 22: 1116-1167.
2) Primm TP, et al. Health impacts of environmental mycobacteria. Clin Microbiol Rev. 2004; 17: 98-106.
3) Dhillon SS, et al. Lady Windermere syndrome: middle lobe bronchiectasis and Mycobacterium avium complex infection due to voluntary cough suppression. Clin Infect Dis. 2000; 30: 572-575.
4) Tsukamura M. Diagnosis of disease caused by Mycobacterium avium complex. Chest. 1991; 99: 667-669.
5) 日本結核・非結核性抗酸菌症学会 非結核性抗酸菌症対策委員会、日本呼吸器学会 感染症・結核学術部会 , 肺非結核性抗酸菌症診断に関する方針 -2024 年改訂 , 結核 . 2024; 99: 267-270.
6) Morimoto K, et al.; Nontuberculous Mycobacteriosis Japan Research Consortium. Macrolide-Resistant Mycobacterium avium Complex Lung Disease: Analysis of 102 Consecutive Cases. Ann Am Thorac Soc. 2016; 13: 1904-1911.
7) Sato R, et al. Interferon-gamma release assays in patients with Mycobacterium kansasii pulmonary infection: A retrospective survey. J Infect. 2016; 72: 706-712.
8) Kwak N, et al. Mycobacterium abscessus pulmonary disease: individual patient data meta-analysis. Eur Respir J. 2019; 54: 1801991.
9) Hsu JY, et al. Mycobacterium abscessus and Mycobacterium massiliense exhibit distinct host and organ specificity: a cross-sectional study. Int J Infect Dis. 2022; 116: 21-26.
10) Daley CL, et al. Treatment of nontuberculous mycobacterial pulmonary disease: an official ATS/ERS/ESCMID/IDSA clinical practice guideline. Eur Respir J. 2020; 56: 2000535.
11) 日本結核・非結核性抗酸菌症学会 . 非結核性抗酸菌症対策委員会 . 成人非結核性抗酸菌症化学療法に関する見解 . 2023 年改訂 . 結核 . 2023; 98: 1-11.

5 肺結核の外科的治療

　肺結核の治療は今では抗菌化学療法がメインです。抗結核薬ができる前には、手術が行われていました。化学療法の進化のため、現代ではほとんど出番がなくなりました。ですから、手術について語れば、歴史を語ることになります。

　現代の肺結核の外科治療は、多剤耐性結核に対する肺切除術です。イメージ通り、悪い肺を取り除くというやつです。ですが、結核による炎症で燃え盛る肺を、ごっそり切除することは安全とは言えません。**抗結核薬で菌を減らして火を消したうえで、そして切除した後でも長期の化学療法がいります**。化学療法ありきの手術なのです。

　昔の治療と言えば、①肺をしぼませる虚脱療法（人工気胸術、胸郭形成術、骨膜外充填術）、②病巣自体にアプローチする直達手術（空洞吸引術、空洞切開術、肺切除術）などがあります[1]。

参考文献
1）荒井他嘉司. 外科手術. 結核. 2011; 86: 627-631.

1 虚脱療法

　虚脱療法の原理は、肺結核の治癒過程にあります。結核は滲出性病変から肉芽腫性病変をつくり、それが気管を通じてしまえば、どんどん広がるのでした。治癒過程で病変が潰れていき、空気が入らなくなります。そのうち、好気性菌である結核菌は、封じ込められていくのでした。この経過を手術で促すのが、虚脱療法です。

　要は、肺がしぼんで気管が潰れてしまえば、物理的に結核病巣は閉じ込められます。物理的な封じ込めです。あとは本人の免疫力に任せると言った感覚でしょうか。

2 人工気胸術

　肺をしぼませるのに手っ取り早いのが、気胸を起こして肺をしぼませることです。当時は気胸針を刺して、空気を送り込んだのです。人工気胸機なるもので空気を注入します。1950年から55年くらいまで頻繁に行われていたようです。遠藤周作の『海と毒薬』でそういうシーンが描かれていますよね。ちょっと時代が前後していますが。

3 胸郭形成術

　これは、肋骨を切除して肺をしぼませる手術です。第2〜5肋骨を切除し、肺尖を切除する術式に変わりました。ご高齢の患者さんの胸部X線画像で、上肺野の肋骨を何本か切除している、症例を見たら、結核の手術をしたんだろうなと思います。

4 骨膜外充填術

　胸腔の上側に何かを充填して広がらないようにした手術です。筋肉や脂肪だけでなく、樹脂を入れたことがありました。いわゆるプロンベージで、長石忠三先生による「京大結核研究所式レヂンブロンベ」が有名です[1, 2]。メタクリール酸メチールエステルの重合体でできていて、ピンポン球に似ています（図1）[3]。

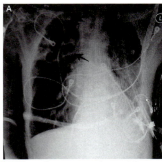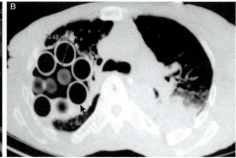

図1　プロンベージの一例
(Namana V, et al. Historical TB treatment-Plombage. QJM. 2017; 110: 191 より)

参考文献

1) 北野司久. Ⅶ. 結核性膿胸に対する治療戦略－充填術の流れ. 結核. 2011; 86: 69-78.
2) 藤倉一郎, 他. 結核外科における肋膜外合成樹脂充填術. 日本医史学雑誌. 1994; 40: 211-216.
3) Namana V, et al. Historical TB treatment-Plombage. QJM. 2017; 110: 191.

5 直達療法

　病巣に直接アプローチする方法です。肺病変を切り取る肺切除術があります。肺切除術は多剤耐性結核を中心に、現在でも行われている治療です。肺切除に体が耐えられない場合は、空洞にアプローチすれば侵襲が少なくなります。空洞吸引術は、空洞にカテーテルを入れて留置して、徐々に吸引する方法です。空洞を切開する方法もあります。

Chapter IV
肺結核と肺外結核

Chapter IV 肺結核と肺外結核

1 肺結核・肺外結核の仕組み

　肺炎が進展すると、肺が徐々に真っ白になっていきます。細菌が感染したことから、炎症が肺胞におよび、気道を通じて炎症が周囲に広がった結果とも言えます。

　結核は呼吸器感染症の一つですが、一風変わった進展をします。結核菌が気道に沿って広がるだけではなく、リンパ路や、血流に乗って広がるのです。気道以外はまるで癌のようですね。この結核の独特の進展は、「**転移**」と呼ばれています。離れた場所に病変を生じるためです。「**管内性転移**」、「**リンパ行性転移**」、「**血行性転移**」があります[1]。結核は肺結核だけではなく「転移」するため、様々な肺外結核をきたすのです。

参考文献
1) 日本結核・非結核性抗酸菌症学会教育・用語委員会．IV全身の結核．結核．2021; 96.

1 管内性転移

　管内性転移とは、要するに**管（パイプ）を介して感染する**ものです。主には気管・消化管があります。稀に尿路もあるようです。血管も管の一つですが、血行性転移として別項目で扱います。

―― 経気道感染 ――

　結核病巣は、気管を介して広がっていきます。一つの肺病変があれば、気管を通じて他の肺葉に病変をきたします。気管がつながっている隣の肺胞、中には中枢の気管支に病変をきたすこともあります（気管支結核）。喉頭や咽頭など、耳鼻咽喉科領域も気道（と耳道）を通じて、結核菌が病変を作ります（咽頭結核、喉頭結核、結核性中耳炎）。

消化管を通じた感染

　消化管を介した感染といえば、腸結核ですね。結核菌は胃酸で分解されないため（そのために胃液を検査するわけです）、結核菌を含んだ喀痰を飲み込んでしまうと、殺菌されないまま消化管におりてきます。ただ、明らかな腸結核を作るには、結構たくさんの結核菌が流れ込む必要があるようです。例えば、海外などで *Mycobacterium bovis*（ウシ型結核菌）を大量に含む牛乳を飲んだとか、そういうレベルです[1]。

参考文献
1）伊藤邦彦. 結核診療プラクティカルガイドブック. 南江堂, 2008.

2 リンパ行性転移

　結核菌の一部は所属リンパ節に入り込んでしまいます。リンパ管に入り、リンパの流れに沿って、別のリンパ節に広がっていきます。その多くは近くから遠くに広がっていきます。肺結核の初感染から、肺門リンパ節結核をきたし、リンパの流れに沿って頸部リンパ節結核をきたすと言われています。

リンパ行性転移から血行性転移へ

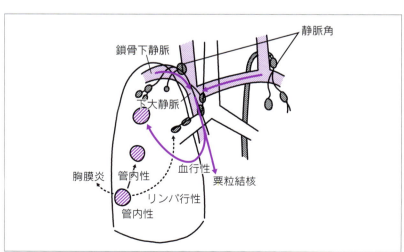

図1　リンパ行性転移から血行性転移へ

結核菌はリンパ節結核をきたした後も、リンパ路に沿ってさらに中枢に流れていきます。右肺門部の結核菌はリンパ路に沿って右リンパ本幹に達し、そこから右静脈角に入ります。左肺門リンパ節は胸幹に達し、左静脈角に達します。内頸静脈と鎖骨下静脈の合流部を静脈角といいますが、この部位ではリンパ液が静脈に入っていくのです。そこから結核菌が血液に乗り、血行性転移をきたします[1]。

参考文献
1) 日本結核病学会. 結核診療ガイド. 医学書院, 2018. p.14

3 血行性転移

　結核菌が血液に乗ってしまえば、全身のあらゆる臓器に感染します。そして血の巡りが良い臓器に病変をつくりやすいです。具体的には、肺、肝臓、腎臓、脾臓、中枢神経、骨髄などです。血液に流れる結核菌の量が多ければ、体中に粟のような病巣を無数につくる、いわゆる粟粒結核をきたします。スーパー血流感染というわけです。
　免疫抑制剤や抗がん剤の治療下では、結核菌に対する細胞性免疫が弱まり、封じ込めることができない状態ならば起きやすいです。

4 結核症の特別な進展形式

　このように、結核菌は管内、リンパ路、血流など、様々な経路を通じて病変をつくっていきます。まとめると図2 [1] のようになります。

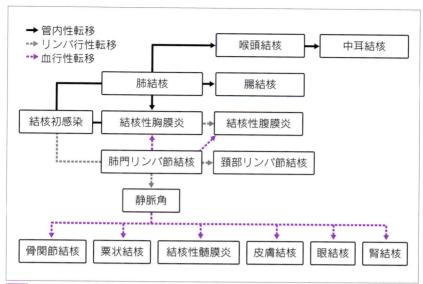

図2 結核菌の進展形式
(コトバンク．粟粒結核を参考に作成)

参考サイト

1) コトバンク．粟粒結核．
 https://kotobank.jp/word/%E7%B2%9F%E7%B2%92%E7%B5%90%E6%A0%B8-554128（閲覧日：2024年7月10日）

Chapter IV | 肺結核と肺外結核

2 転移の仕組み

1 結核は腫瘍のように転移する

　繰り返しになりますが、結核は普通の細菌感染症と異なり、まるで腫瘍のように「転移」していく独特の性質を持ちます。最初に肺結核病巣を作った後に、結核菌は「気管」や「消化管」といったパイプを伝わって広がります（管内転移）。リンパの流れに乗ればリンパ節に転移し（リンパ行性転移）、血液に乗ってしまえば体中に転移します（血行性転移）。
　このような仕組みで転移していき、肺以外の臓器に結核病巣（肺外結核）をつくります。
　すべてのスタートは肺への感染からです。肺に初感染巣をつくり、そのまま発症することを一次結核症と言います。初感染巣が自然治癒し、その後免疫力の低下などで再燃し発症した場合を二次結核症と言います。

2 初感染と初期変化群

　結核菌が最初に入るのは気道、そして肺です。肺の中から排出されず、定着することで感染が成立します。初感染の好発部位、つまり肺の中で感染しやすい部位は、胸膜直下部位（1 cm 程度）とされています。S1.S2.S6 と背部に多かった二次結核の部位（→ P.20 参照）とは違いますね。
　肺の中にやってきた結核菌をマクロファージが貪食し、免疫による封じ込めが行われます。しかし、マクロファージの中で殺菌を逃れる結核菌があります。結核菌を取り込んだマクロファージがリンパ路の流れに沿って、生きたままの結核菌を肺門リンパ節にお届けしてしまいます（リンパ行性転移）。
　つまり、胸膜直下にできた**肺病変（初感染巣）と対をなすリンパ節病変**ができるのです。これをセットで「**初期変化群**」、別名 Ghon complex と呼びます（図1）。

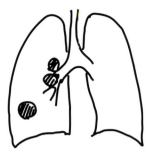

初感染(原発)巣＋肺門リンパ節 ＝ 初期変化群

図1　初期変化群

3 過去の感染を疑うCT所見

　多くの場合は、結核は初感巣を肉芽腫で封じ込めることができます。抑え込めずにそのまま発病すれば、**一次結核**となります。

　封じ込めに成功すれば、壊死した部位に石灰が沈着して、いわゆる石灰化病変をつくります。そのため、胸部CTで石灰化病変を見れば、結核病変の跡だと考えます。

　胸部CTで胸膜に近い部位の石灰化病巣、それと対をなすリンパ節にも石灰化が見られれば、これは、今まで説明したような**初期変化群を起こした後の治癒後**と考えられます。もし、結核マニアが図2のようなCTを見れば、キラキラとした眼で「これRanke complex（※ Ghon complexが石灰化したもの）だな（キリッ）！」と密かに思っているに違いありません。

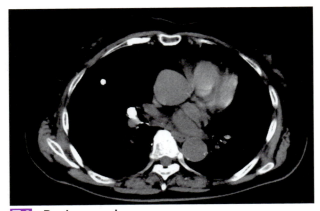

図2 Ranke complex
肺野の石灰化病巣と対をなすリンパ節も石灰化している。

4 肺野の陳旧性結核病変と生物学的製剤

　陳旧性結核症の画像所見が力を発揮するのは、関節リウマチなどの治療で「生物学的製剤」を用いるときです。強力な免疫抑制がかかるため、結核の既往があれば再燃する可能性があります。そのため結核の既感染例（潜在性結核症）を積極的に検索し、抗結核薬で治療する必要があります。

　結核の既感染の有無を調べるのによく用いられるのが既に解説したIGRA（T.SPOTやQFT）です（→「[3] 潜在性結核症」、P.63参照）。このIGRAが陰性であっても結核の既往があることがあるため（偽陰性）、病歴や画像検査で補います。

　病歴については、結核の既往や治療歴がないかを聞くわけですが、結核症は忌み嫌われており、**肺病や肺浸潤と説明され、本人が肺結核と知らないことがあります**。また、自然治癒することのある疾患であり、本人含む誰も既往に気がつかないこともあります。

　それを補うのが画像所見です。生物学的製剤を投与する前に、スクリーニングのCTをとって、**図2**のような所見となれば、**たとえIGRAが陰性であっても、潜在性結核症として治療する必要があります**。

5 初感染と血行性転移

　肺病変が目立たない二次結核があります。例えば脊椎カリエスなど、肺から離れた臓器に結核を発症しても、肺野では陰影が全くないことがあります。結核菌はどこからやってきたのでしょうか。管内転移？　リンパ管転移？　いずれも考えにくいですよね。そう、血行性転移としか説明がつきません。実は、初感染が軽微であっても、血行性転移をきたすことがあるのです。

　初感染が結核菌はリンパの流れに乗って、最初に病変をつくったリンパ節からすぐ近くのリンパ節に広がり、初期変化群をつくります。結核菌がリンパ管を介してリンパ本幹に流れれば、血液とリンパの合流地点である静脈角に到達し、そこから血液に流れていくのです（図3）。大量に結核菌が血液に流れ込めば、一次感染からそのまま粟粒結核をきたします。血行性転移は、当たり前ですが血流の多い臓器に病巣をつくるため、肺野に病巣をつくることが多いです。でも、一度血流に乗ってしまえば、どの臓器に潜んでいるかわかりませんよね。将来、5％の確率で息を吹き返すのです……。

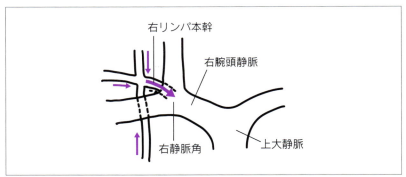

図3　リンパ管と静脈が合流する静脈角
頚部の鎖骨下静脈と内頚静脈との合流部、いわゆる静脈角でリンパ管が開口している。

3 結核性胸膜炎

1 肺に水がたまる？

　結核では「肺に水がたまる」と言われることがあります。医学的に正しい表現とは言えませんが、だいたいこれは「結核性胸膜炎」のことを指します。

　実際には肺の中に水がたまるのではありません。水がたまるのは「胸腔(きょうくう)」と呼ばれる場所です。具体的には、肺と胸壁と横隔膜にはさまれた空間です（図1）。

　胸腔は2つの膜（胸膜）で包まれています。1つは肺の表面にあるのが臓側胸膜、もう1つは胸の壁をつくる肋骨および周囲の筋肉の裏打ちをしている壁側胸膜です。通常でも50 mL程度の胸水があり、呼吸をするときに肺の動きを滑らかにしています。この胸水がなければ肺は胸膜にぺったりと引っついたまま動くので、肺活量は極端に落ちてしまいます。

　この胸膜に結核が病巣をつくると、膜と膜の間に多量の胸水がたまるのです。要は胸膜に炎症を生じることを胸膜炎と言い、その結果、自然よりも多い胸水がたまるのです。

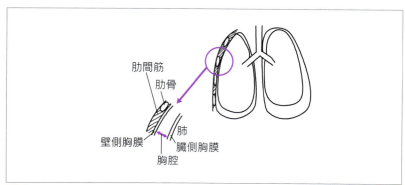

図1　胸腔の解剖学的部位

2 結核性胸膜炎が起こる仕組み

　結核性胸膜炎が起こる仕組みは大きく3つあります。
　①特発性胸膜炎、②随伴性胸膜炎、③多発性漿膜炎の一部としての胸膜炎です（図1）。
　頻度が高いのが、①「特発性胸膜炎」です。本来、「特発性」とは原因不明のことです。つまりは「原因がわからないけど胸水がたまった状態」のことを言います。いや、結核性なのに特発性とはこれ如何に？　という話ですが、おそらく過去の歴史からきたものです。胸水がたまっていても、肺に癌や結核など原因となるような陰がない、原因不明の胸膜炎のうちの多くが結核性胸膜炎であったのでしょう。
　「特発性胸膜炎」は、結核の初感染により起こります。肺の隅っこの隅っこ、胸膜直下に微細な肺の小さな結核病変が破裂し、ごく少量の結核菌が、胸腔内に広がって発症します[1]。つまり、菌の量はほとんどありません。宿主の免疫反応（遅発型の過敏反応）により生じた、主にリンパ球による炎症です。胸水の中にはリンパ球が多数含まれています。
　その他の原因として、②「随伴性胸膜炎」があります。発症する仕組み自体は特発性胸膜炎と変わらず、胸膜直下の肺病変から結核菌が広がり生じます。特発性胸膜炎との違いは、胸部X線検査やCT検査で、結核病変を指摘できるところです。文字通り肺結核に随伴する胸膜炎です。発生の仕組み自体は同じですが、胸水が少量であれば特に、臨床診断となる場合が多いです。
　最後に、③「多発性漿膜炎の一部としての胸膜炎」があります。結核が血行性に転移し、胸膜、腹膜、心膜と多数の漿膜に相次いで炎症を起こすことを「多発性漿膜炎」と言います。多数の漿膜病変のうちの胸膜病変です。膜から膜に伝播するわけではなく、血液を通じて胸膜・腹膜・心膜に達し、多数の乾酪性肉芽腫を生じます。
　症例カンファレンスで鑑別となる「多発性漿膜炎」をきたす疾患の一つは、全身性エリテマトーデスでした。結核はこういった、全身性の炎症反応を引き起こすこともあるため、様々なシチュエーションで鑑別診断となるのです。

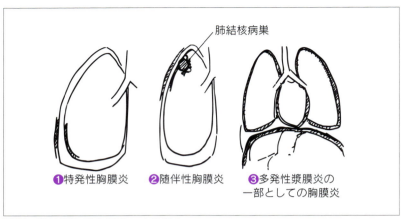

図1 結核性胸膜炎が起こる仕組み

参考文献
1) Berger HW, et al. Tuberculous pleurisy. Chest. 1973; 63: 88-92.

3 結核性胸膜炎は「結核菌に対する免疫反応（遅発型の過敏反応）」で生じる

　胸水に結核菌がいれば、結核性胸膜炎と診断できます。つまり、胸腔穿刺を行い、胸水から結核菌が培養・分離されれば確定診断です。しかし、胸水の抗酸菌塗抹検査の陽性率は5%未満で、培養の感度は24〜58%に過ぎません[1]。また、日本の報告では、結核性胸膜炎のうち、結核菌が胸水から分離されるのはわずか7.9%とされています[2]。胸水から結核菌が分離されるほうがレアということです。**結核性胸膜炎は、結核菌をやっつけようとする免疫反応（遅発型の過敏反応）により胸水がたまっている**のです。だから、胸水にはリンパ球がたくさんいるのです。

　日本の報告から考えると、結核性胸膜炎のおよそ90%は、胸水から結核菌を分離することなく診断しています。胸水が結核菌に反応しているような所見、つまり結核性胸膜炎に矛盾しない性状であれば、結核菌が検出されなくとも結核性胸膜炎と診断しているのです。

参考文献
1) Trajman A, et al. Novel tests for diagnosing tuberculous pleural effusion: what works and what does not? Eur Respir J. 2008; 31: 1098-1106.
2) 木村一博, 他. 当院における結核性胸膜炎の臨床的検討. 感染症誌. 2002; 76: 18-22.

4 胸腔穿刺による胸水の鑑別診断

　胸水が貯留する疾患はたくさんあります。胸部CT検査など画像所見や血液検査から、何が原因で胸水が貯まるかを調べますが、鑑別診断に最も重要なのは胸腔穿刺を行い、胸水自体を検査することです。胸腔穿刺からの鑑別診断を図2に示します。
　まず、漏出性胸水か滲出性胸水の鑑別が重要です。漏出性胸水は、静水圧の上昇や血液中のタンパク質が低下するなど浸透圧が低下した結果生じます。心不全や低アルブミン血症など、肺以外の疾患により起こります。
　滲出性胸水の原因は、そのままですが「炎症」です。感染、悪性腫瘍、免疫反応など様々な原因で、血管透過性が亢進し、体液、蛋白、細胞、血清成分が胸水の中に滲出することにより生じます。
　結核性胸膜炎の胸水は、局所の炎症であるため**滲出性胸水**です。含まれる白血球の細胞分類は、結核菌に対する遅発型の過敏反応であるため、**リンパ球優位**となります。

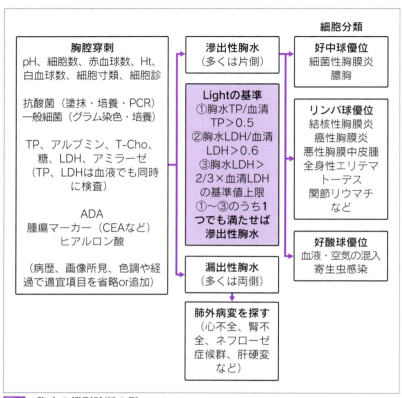

図2　胸水の鑑別診断の例

5 結核性胸水の特徴

　滲出性胸水で細胞分類がリンパ球優位であれば、結核性胸膜炎は鑑別診断の一つに挙げられます。しかし、リンパ球主体の滲出性胸水をつくる疾患は多数あります。結核を含めた感染症、悪性腫瘍、自己免疫性疾患と診断は多岐にわたります（表1）[1]。ただし、**頻度が高いまたは鑑別の優先度が高いものは癌、中皮腫、感染症、膠原病で**、その他は稀なものと言えるでしょう。

表1　リンパ球優位である胸膜炎の鑑別診断

1) 悪性腫瘍（肺がん、転移性肺腫瘍、悪性胸膜中皮腫）
2) 結核
3) 悪性リンパ腫
4) うっ血性心不全
5) 心臓バイパス術後
6) リウマチ性胸水
7) 乳び胸
8) 黄色爪症候群

（Roberts ME, et al. British Thoracic Society Guideline for pleural disease. Thorax. 2023; 78: 1143-1156 を改変して作成）

　リンパ球優位の滲出性胸水の中から結核性胸膜炎を鑑別するために、胸水の様々な項目を検査します。結核性胸水の詳しい特徴は表2 [2]にある通りです。要約すると、リンパ球優位の滲出性胸水で、淡黄色（麦わら色）、LDH > 500 IU/L、糖分が60～100 mg/dLないしそれ以下、何よりADA（Adenosine Deaminase）高値（> 45～60以上）という特徴があります[2]。

　リンパ球優位の滲出胸水で、胸水中のADAが高ければ結核性胸膜炎を疑いましょう。

表2　結核性胸水の特徴

- 色調：淡黄色（麦わら色）
- TP > 3.0 g/dL
- LDH– 75%で上昇しており、とりわけ500 IU/Lを超えることがある
- pH– ほとんどは7.40未満。7.30以下になる症例は20%
- 糖 – 多くは60から100 mg/dLとなる。およそ7～20%の例で50 mg/dL以下となる。30 mg/dLを切るような極端な低値をとることもある
- ADA > 45～60以上となることが多い

（Chopra A, et al. Tuberculous pleural effusion. UpToDate. 2024 を改変して作成）

参考文献
1) Roberts ME, et al. British Thoracic Society Guideline for pleural disease. Thorax. 2023; 78: 1143-1156.
2) Chopra A, et al. Tuberculous pleural effusion. UpToDate. 2024.（閲覧日：2024年11月5日）

6 胸水のADA（アデノシンデアミナーゼ）

　上記のように、結核性胸水の診断に切っても切り離せない関係にあるのはアデノシンデアミナーゼ（Adenosine Deaminase：ADA）です。Light先生の報告にある通り、ADA値が＜40の場合は、結核性胸膜炎がほぼ除外されます。しかし、あくまでもリンパ球が優位の滲出性胸水であることが重要です[1]。好中球優位の滲出性胸水で、ADAが高い場合は肺炎随伴性胸水や、膿胸を疑う必要があります。

参考文献
1) Castro DJ, et al. Diagnostic value of adenosine deaminase in nontuberculous lymphocytic pleural effusions. Eur Respir J. 2003; 21: 220-224.

7 最終手段としての胸膜生検

　ただし、結核性胸水が臨床的に疑われたとしても、胸腔穿刺でも診断がつかない場合はあります。その場合、「胸膜」そのものを検査することになります。病理組織診断で、乾酪性肉芽腫の所見があれば診断となります。生検には、Cope針という器具を用いて、またはCTガイド下に経皮的に胸膜の小さなかけらを採取（生検）することもありますが、局所麻酔下で、胸腔に直接内視鏡を入れて生検する「局所麻酔下胸腔鏡検査」が最も診断能が高いと言われています。

8 結核性胸膜炎を見たら、今一度喀痰の検査を

　結核性胸膜炎の症例に誘発喀痰検査を行うと、胸部X線画像が正常であっても、なんと55％が喀痰培養で陽性になるという報告があります[1]。**結核性胸膜炎で、肺野に結核病変が見られなくても、必ず喀痰の抗酸菌検査（3連痰）を行うことは忘れない**ようにしましょう。特に、大量の胸水の場合は結核病変が圧排性無気肺の中に隠れているかもしれません。

参考文献
1) Conde MB, et al. Yield of sputum induction in the diagnosis of pleural tuberculosis. Am J Respir Crit Care Med. 2003; 167: 723-725.

Chapter IV　肺結核と肺外結核

4 腸結核

1 腸結核の病態生理

　抗菌化学療法が確立するまでは、腸結核は結核症末期の病変と言われていました。腸結核は、結核菌が消化管や近傍のリンパ節に感染することでおきる腸管の炎症です。感染経路として一番多いのは、胃酸にも分解されない頑丈な結核菌が、生きたまま腸にお届けされる管内性転移です。結核菌は腸の中でパイエル板や孤立リンパ濾胞などの、腸管関連リンパ組織からリンパ濾胞に潜り込み、病変（結核結節）をつくります。乾酪壊死を起こせば、壊死物質は腸粘膜を破り、排泄された後に腸に潰瘍ができます。リンパ管は腸管の短軸方向に走っており、びらんや潰瘍は輪状に広がり、時に狭窄をきたします。

　腸結核の好発部位は回盲部（25～90%）で、ついで小腸（6～67%）、結腸（2～32%）、胃・十二指腸（0.5～5%）です[1]。腸管の複数の部位に病変をきたすこともあります。回盲部に多い理由は、腸管内容物が停留しやすいこと、パイエル板や孤立リンパ濾胞に代表される腸管関連リンパ組織が発達していることと考えられています。

　腸結核には、多臓器の結核病巣（多くは肺結核）から二次的に病巣を作る「続発性腸結核」と、経口的に侵入した結核菌が、直接腸に病変をつくる「原発性（孤立性）腸結核」があります。喀痰からの管内性転移で、肺結核を伴う「続発性腸結核」がほとんどのように考えられますが、実際のところ原発性腸結核は37%と言われています[2]。消化管内視鏡が普及したために見つかる件数が増えた可能性もあるでしょう。

2 非特異的な腸結核の症状

　他の結核と同じく、局所症状（腹部症状）と全身症状（微熱など）をきたし

ます。腹部症状とは腹痛54.7%、下痢16.3%、吐血・下血14.3%、腹部膨満11.8%、全身症状である発熱は13.1%と報告されています[2]。多彩な症状をきたす理由は、病変部位や性状により異なっているためです。腹痛は腸管内腔の狭窄や、腸間膜の炎症のために生じ、下痢は小腸や大腸の病変を反映していると考えられます。吐血は上部消化管、下血は小腸や大腸の病変を反映していると考えられます。腹部膨満は狭窄病変による腸閉塞と考えられます。軽度の場合は無症状、便潜血検査で陽性となってたまたま発見されることもあります。

3 腸結核の診断

腸結核の診断基準は1959年にPaustianらが提唱しています[3]。①粘膜層以外の腸壁、または腸間膜や所属リンパ節組織での培養による結核菌の証明、②病変部の病理組織学的検索による結核菌の証明、③病変部の病理組織学的検索による乾酪壊死を伴った肉芽腫の証明、④腸間膜リンパ節での結核菌の証明と手術所見での典型的肉眼所見、このうち1項目以上で確定診断としています。外科手術の検体から分離が含まれますが、腸結核の手術は全例に行うわけではありません。そのため、この診断基準を現代の臨床のスタンダードにすることはできません。

飯田の報告によれば、腸結核を診断するには、①直視下生検で結核菌あるいは乾酪性肉芽種を証明する、②生検組織の培養で結核菌を証明する、③腸結核に特異的なX線・内視鏡所見を示し、抗結核薬で所見の改善を認める、④生検組織のPCR法（核酸増幅法）が陽性、このうち1項目を満たすことが必要とされています[4]。

細菌検査の陽性率は、小川培地による糞便の抗酸菌培養検の陽性率は10%以下、生検組織でも17～46%にすぎません。PCR法の感度は比較的高いですが66.7%にとどまります[5]。そのため、細菌学的な所見だけでなく、病理所見、内視鏡所見、画像所見を組み合わせて診断しているわけです。他の肺外結核と同じですよね。

腸結核に遭遇する場面としては、大腸内視鏡検査で潰瘍性病変が見つかった場合です。腸結核の経過は慢性的で、回盲部や盲腸、上行結腸に好発します。鑑別診断のクローン病、腸管ベーチェット病などの炎症性腸疾患です。**特に、クローン病との鑑別が重要です**。腸結核の特徴として、病変自体が活動性の潰

瘍とやびらんとともに自然治癒に伴う瘢痕が併存します。腸結核の潰瘍は横走し、帯状・輪状潰瘍をきたします。回盲部の結核性病変に伴って、回盲弁が開口することがあります。クローン病の潰瘍は縦走（長軸の方向に分布）することが多いです[6,7]。クローン病とは所見が異なるので一般的には区別はしやすいですが（見る人が見ればすぐわかるそうです）、一部重複する所見があるので注意が必要です。臨床症状や、組織検査も相違点があるため、参考になるでしょう。

　Ahujaらの報告によれば、臨床所見としてはどちらにも腹痛、下痢など腹部症状、発熱体重減少がみられますが、クローン病は下痢、血便、肛門周囲炎が目立ちます。腸結核は肺結核を合併した場合、咳嗽・喀痰など呼吸器症状を合併することがあります。病理学的所見としては、両者は肉芽腫をつくりますが、腸結核の肉芽腫は大きく（> 200 μm）、乾酪壊死をきたします[8]。

　腹部CT像所見には異なる点があります。腸結核とクローン病を鑑別するCT所見のメタアナライシスでは、腸結核で最も診断精度が高い所見は壊死性リンパ節でした（感度23％、特異度100％、diagnostic odds ratio：DOR 30.2）。クローン病の診断制度が高いのは、腸管膜の血管が櫛のように見えるcomb sign（感度82％、特異度81％、DOR：21.5）、そして病変が飛び飛びであるskip lesion（感度86％、特異度74％、DOR：16.5）でした[9]。鑑別にはある程度有用と考えられます（図1 〜図3）。

　また、IGRAによる鑑別も検討されています。感度は74％、特異度は87％と報告されており、有用な検査です[12]。しかし、結核の蔓延国では感度は40.68％、特異度は75.51％で、あまり有用な検査ではないと報告されています[13]。いずれにしても、検査成績はいずれの報告でも感度は低く、IGRAが陰性であっても、腸結核の除外は困難です。

　上記のように腸結核の診断は、内視鏡で行う場面が多いです。さらに、病歴や微生物検査、病理所見、画像所見、IGRAなど組み合わせることで、より正確に診断できるようになります。

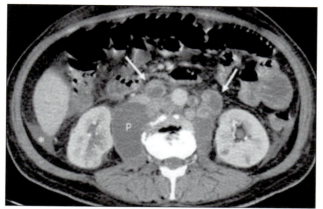

図1 矢印の部位に壊死性リンパ節腫大を認める
(da Rocha EL, et al. Abdominal tuberculosis: a radiological review with emphasis on computed tomography and magnetic resonance imaging findings. Radiol Bras. 2015; 48: 181-191 より)

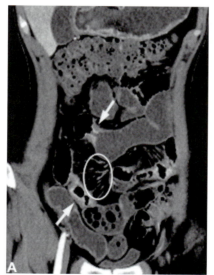

図2 Comb sign
拡張した血管が、まるで櫛のように見える。
(Park MJ, et al. Computed tomography enterography for evaluation of inflammatory bowel disease. Clin Endosc. 2013; 46: 327-366 より)

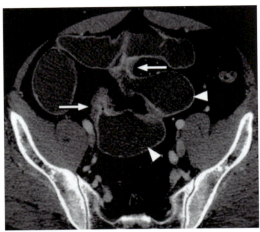

図3　skip lesion
白い矢印がskip lesionで、飛び飛びに小腸が狭窄している。その他の部位は膨隆している。
(Park MJ, et al. Computed tomography enterography for evaluation of inflammatory bowel disease. Clin Endosc. 2013; 46: 327-366 より)

参考文献など

1) Vineet Ahuja. Abdominal Tuberculosis. In: UpToDate, Post TW (Ed), UpToDate, Waltham, MA.（閲覧日：2024年3月4日）
2) 八尾恒良．腸結核診断の現状と問題点．胃と腸．2017; 52: 137-144.
3) Paustian FF, et al.：Intestinal tuberculosis. Berk JE ed. Bockus Gastroenterologyvol 3,4th ed, WB Saunders, 1985. pp 2018-2036.
4) 飯田三雄．腸結核・結核性腹膜炎．臨床と研究．1996; 73: 1730-1735.
5) 前畠裕司，他．腸結核の現状．日本大腸肛門病会誌．2018; 71: 447-455.
6) 奥山祐右，他．腸結核－回盲部に輪状潰瘍を呈する典型例－．消化器内視鏡．2019; 31: 217-219.
7) 梁井俊一，他．クローン病と腸結核の鑑別．IBD Reserch. 2022; 16: 249-253.
8) Ahuja V. Differentiating Crohn's disease from intestinal tuberculosis. World J Gastroenterol. 2019; 25: 418-432.
9) Kedia S, et al. Accuracy of computed tomographic features in differentiating intestinal tuberculosis from Crohn's disease: a systematic review with meta-analysis. Intest Res. 2017; 15: 149-159.
10) da Rocha EL, et al. Abdominal tuberculosis: a radiological review with emphasis on computed tomography and magnetic resonance imaging findings. Radiol Bras. 2015; 48: 181-191.
11) Park MJ, et al. Computed tomography enterography for evaluation of

inflammatory bowel disease. Clin Endosc. 2013; 46: 327-366.
12) Chen W, et al. Effectiveness of interferon-gamma release assays for differentiating intestinal tuberculosis from Crohn's disease: a meta-analysis. World J Gastroenterol. 2013; 19: 8133-8140.
13) Sachdeva K, et al. Interferon-gamma release assay has poor diagnostic accuracy in differentiating intestinal tuberculosis from Crohn's disease in tuberculosis endemic areas. Intest Res. 2023; 21: 226-234.

Chapter IV 肺結核と肺外結核

5 リンパ節結核（頸部リンパ節結核）

　リンパ節結核は、肺外結核の中で結核性胸膜炎の次に多い疾患です。発症の仕組みは、他の結核と同様に一次結核（感染からそのままリンパ節病変をきたした場合）、二次結核（初感染時に血流にのってリンパ節内潜んでいた病巣の再活性化）があります。二次結核の病変がリンパ行性に広がって生じることもあります。

　初感染で血流に乗ってしまえば、どのリンパ節でもいきなり腫れてくること理屈上はありえるわけです。実際のところどうなんでしょうか。日本でリンパ節結核を根性で23例集めた報告によれば、部位の重複はありますが、最も多いのは頸部リンパ節で16例でした（表1）[1]。リンパ節結核の多くは、肺結核のリンパ行性転移により生じたものですから納得ですよね。ここでは、頻度の高い頸部リンパ節結核について説明していきます。

1 頸部リンパ節結核の診断

　頸部リンパ節結核のほとんどは片側性で、弾性があり、可動性のあるリンパ節腫大です。前頸三角または後頸三角に見られますが、鎖骨下または鎖骨上のリンパ節にも見られます。内科医にとっては難しいため、片側の頸部リンパ節が腫れたら結核性リンパ節炎も疑うことにしましょう。こういうふうに遭遇する場合のほかに、臨床でよく出合うシチュエーションとしては、結核症の治療中に突然リンパ節が腫れることです。これが後述する **paradoxical worsening** です。

　歴史的には、頸部リンパ節結核には診断基準がありました。Cantrellらは「①頸部腫瘤、②ツベルクリン反応陽性、③病理組織での乾酪壊死の存在、④生検材料での抗酸菌の証明、⑤生検材料からの培養で結核菌の存在、⑥抗結核薬による化学療法に反応する、これらのうち3項目以上該当すれば頸部リンパ節結核と診断できる」と提唱しています[2]。

104

要するに、頸部リンパ節の腫大、組織からの病理所見や細菌学的所見など、あらゆる検査を駆使して、複数ひっかかれば結核としようってことです。診断が難しかったんでしょう。

　現代でも同様で、いろいろなツールを駆使して診断します。身体所見で頸部リンパ節の腫脹に、画像所見（造影CT）、インターフェロンγ遊離試験（ツベルクリン反応の代用）、リンパ節生検の検体からの細菌学的検査や病理学的検査を駆使して診断することになります。

　頸部CTでは多房性の大きなリンパ節腫大であり、内部に低吸収領域が見られ、周囲がリング状に造影されることが特徴です（図1）[3]。内部の低吸収領域は乾酪壊死病変を反映しています。

　生検の方法としては、穿刺吸引（Fine needle aspiration biopsy：FNA）や外科的生検があります。病理検査では乾酪壊死、類上皮細胞、ラングハンス巨細胞といった、いわゆる結核の所見となります。塗抹、培養、核酸増幅法を提出し、結核菌が分離・検出できれば確定診断となります。

　穿刺吸引法の結核陽性率は穿刺吸引法では病理検査では13.3%（すべて細胞診）、抗酸菌塗抹検査は50%、培養検査は60%、核酸増幅法は71.4%で、生検検査では91.7%（すべて組織診）、培養検査は80%、核酸増幅法は54.5%でした[4]。

　国内の別の報告ではリンパ節検体での抗酸菌培養陽性率は66.7%で、培養検査が陽性になるまでにほとんどが8週間もかかっています[5]。今リンパ節が腫れるのに、菌が検出されるまでに2か月経ってしまうのは現実的ではありません。早期に確実に診断するには、できる検査を全部行うのが最善なのです。

　さて、検査の注意点としては、生検したすべての検体をホルマリン処理しないことです。癌やリンパ腫ではないかが大きな問題と考えるため、ついつい病理のことばかり考えがちです。ホルマリンで処理すると結核菌は殺菌されてしまいます。細菌学的検査をしようにも、死んだ結核菌は培養できません。リンパ節の穿刺や外科的生検を行う場合、**病理検査用のホルマリン検体だけではなく、組織培養と核酸増幅法のための検体を確保**しましょう。

2 頸部リンパ節結核の鑑別診断

　頸部リンパ節が腫大する疾患はたくさんあります。その中で大切なものが腫瘍です。SkandalakisのRule of Eightyでは「甲状腺以外の頸部腫瘤の80%

が腫瘍性であり、その80％が悪性、悪性の80％が転移性で、その80％が頭頸部がんの転移である」と言われています。頸部リンパ節腫大をきたす疾患の鑑別診断を思いっきりざっくり言うと、「**転移、血液悪性疾患、炎症**」です。炎症は「感染症もしくはそれ以外」になります。結核は感染症に分類されますね。感染症による頸部リンパ節腫脹の鑑別診断は以下の通りです[6]。

頸部リンパ節腫脹をきたす感染症

- ウイルス性：伝染性単核球症、麻疹・風疹・ムンプス・ヘルペス・HIV など
- 細菌性：ブドウ球菌、溶連菌、嫌気性菌
- 結核、梅毒、猫ひっかき病など

(星川広史. 頸部リンパ節腫脹の鑑別―良性―. 日耳鼻. 2021; 124: 153-154 より改変)

　リンパ節が腫大する疾患はたくさんあります。無数にありすぎて暗記できません。そのため、Harbermann らは、リンパ節腫大をきたす多数の疾患について、頭文字 CHICAGO で暗記する方法を編み出しています（**表2**）[7]。厳密な分類とは異なる部分もありますが、どのような疾患があるかイメージが湧くのではないでしょうか。

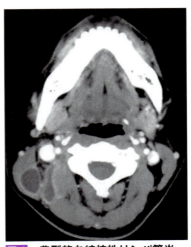

図1　典型的な結核性リンパ節炎
二房性の膿瘍腔の形成、被膜の肥厚と濃染が見られる。
(竹内均, 他. 肺外結核の画像診断. 臨床画像. 2020; 36 より)

リンパ節が1つ腫れただけで、このような多数の疾患を鑑別診断すべてに挙げるのはナンセンスです。病歴や身体所見、具体的には年齢、部位、腫大している期間、随伴症状、リンパ節外の症状、脾腫の有無などで鑑別診断を絞っていきましょう。

表1　中津病院リンパ節結核23症例

症例	主訴	リンパ節結核発症部位	リンパ節以外の結核症
1.	頚部腫瘤	**頚部**	肺結核
2.	頚部腫瘤	**頚部**	肺結核
3.	咳嗽	**頚部**	肺結核
4.	なし	**頚部**	肺結核
5.	頚部腫瘤	**頚部**	肺結核
6.	頚部腫瘤、発熱	**頚部**、腹部	肺結核
7.	腰痛、発熱	**頚部**、縦隔	肺結核
8.	発熱	縦隔、肺門	肺結核
9.	血痰	腋窩	肺結核
10.	咳嗽	肺門	肺結核
11.	咳嗽・喀痰	縦隔	肺結核、結核性胸膜炎
12.	発熱、咳嗽	縦隔	結核性胸膜炎
13.	頚部腫瘤	**頚部**	
14.	頚部腫瘤	**頚部**	
15.	頚部腫瘤、発熱	**頚部**	
16.	頚部腫瘤	**頚部**	
17.	頚部腫瘤、咳嗽	**頚部**	
18.	頚部腫瘤	**頚部**、縦隔	
19.	頚部腫瘤	**頚部**、縦隔	
20.	腋窩腫瘤	**頚部**、腹部、腋窩、鼠径部	
21.	頚部腫瘤	頚部、腹部	
22.	発熱	腋窩	
23.	発熱	縦隔、肺門	

（上田哲也, 他. リンパ節結核23症例の臨床的検討. 結核. 2004; I79: 349-354を参考に作成）

表2 リンパ節腫大をきたす疾患の一覧

腫瘍性 (**C**ancers)	血液悪性疾患：リンパ腫、白血病、多発性骨髄腫 固形癌転移：頭頸部癌、咽頭癌、肺癌、食道癌、甲状腺癌など
過敏症症候群 (**H**ypersensitivity syndrome)	血清病、薬剤性（アロプリノール、フェニトイン、ヒドララジン、ペニシリン、ST合剤、カプトプリル、カルバマゼピンなど） ワクチン投与後、移植片対宿主病
感染症 (**I**nfection)	ウイルス感染：伝染性単核球症（Epstein-Barr virus）、麻疹、風疹、流行性耳下腺炎、水痘、HIV感染症、HTLV-1感染症 細菌性：皮膚感染（黄色ブドウ球菌） 結核、非結核性抗酸菌症、クリプトコッカス症、ヒストプラズマ症、猫ひっかき病、梅毒
結合組織病 (**C**onnective tissue disease)	関節リウマチ、全身性エリテマトーデス、シェーグレン症候群
非定型的なリンパ増殖障害 (**A**typical lymphoproliferative disorders)	キャッスルマン病、リンパ球様肉芽腫症、多発血管炎性肉芽腫症
肉芽腫性疾患 (**G**ranulomatous disorders)	サルコイドーシス、珪肺症、ベリリウム肺
その他の稀な疾患 (**O**ther unusual cause of lymphadenopathy)	菊池病、Rosai-Dorfman病、IgG4関連疾患
脂質代謝異常	Gaucher病、Niemann-Pick病
内分泌疾患	甲状腺機能亢進症、アジソン病

※脂質代謝異常、内分泌異常の項目は筆者書き加え
(Habermann TM, et al. Lymphadenopathy. Mayo Clin Proc. 2000; 75: 723-732 を参考に改変)

参考文献
1) 上田哲也, 他. リンパ節結核23症例の臨床的検討. 結核. 2004; l79: 349-354.
2) Cantrell RW, et al. Diagnosis and management of tuberculous cervical adenitis. Arch Otolaryngol. 1975; 101: 53-57.
3) 竹内均, 他. 肺外結核の画像診断. 臨床画像. 2020; 36.

4) 鈴木健介, 他. 頸部リンパ節結核 19 症例についての検討. 日耳鼻. 2015; 118: 643-650.
5) 間多祐輔, 他. 頸部リンパ節結核の診断とその問題点〜頸部リンパ節結核 10 症例の臨床的検討〜. 日耳鼻. 2012; 115: 950-956.
6) 星川広史. 頸部リンパ節腫脹の鑑別―良性―. 日耳鼻. 2021; 124: 153-154.
7) Habermann TM, et al. Lymphadenopathy. Mayo Clin Proc. 2000; 75: 723-732.

Chapter IV | 肺結核と肺外結核

6 脊椎カリエス

「山の手線の電車に跳ね飛ばされて怪我をした、その後養生に、一人で但馬の城崎温泉へ出掛けた。背中の傷が**脊椎カリエス**になれば致命傷になりかねないが、そんな事はあるまいと医者にいわれた。」（志賀直哉『城の先にて』）

1 脊椎カリエスとは

　背中が曲がったご高齢の患者さん、「脊椎カリエス」の既往があることがあります。結核性椎体炎のことです。歯医者さんで「カリエスですね～」って言われたら、それは虫歯のことです。虫歯のCはCariesのCなんです。カリエスとは、歯や脊椎などの骨髄組織が感染による崩壊することを言います。

　虫歯は口腔内の常在菌である *Streptococcus mutans* が歯に直接浸潤して起こると言われています。一方で、脊椎カリエスは、結核菌が血液を通じて、椎体に転移をして起こります（血行性転移）。稀には尿路の結核から直接浸潤して起こります。つまり、背中の傷から脊椎カリエスになることはほとんどないでしょう。志賀直哉はそう医者に言われていたのかもしれませんね。

　脊椎カリエスの血行性伝播は、動脈を介して感染していきます。栄養血管の走行に沿って、椎体の前下方から広がっていきます（図1）。強い骨破壊および大量の膿を形成するため、炎症が関節腔に及び膿瘍を形成します。感染が進展すると椎体の前方骨皮質も破壊され、隣接する椎間板腔に広がっていきます（図2）[1]。**連続する3椎体以上に及ぶ病変をきたす**ことがしばしばです[2]。骨器質の破壊が、複数かつ前方に有意に起こるため、亀背をきたすのです。

　その他の脊椎カリエスの特徴としては、大量の膿を形成する一方で、発赤腫脹といった急性炎症症状を伴わない、いわゆる「冷膿瘍」をきたすことがあります。その場合、血液検査も感染症疾患にしては発熱が見られず、白血球・CRPもそれほど高値となりません。また、結核菌は蛋白分解酵素を持たないため、椎間板に浸潤するよりも前縦靭帯や後方成分に進展するため、**比較的椎**

間板は保たれることも大きな特徴です。

　以上より、結核性椎体炎の特徴は、①**強い骨破壊**、②**大量の膿の形成**、③**椎間板が保たれる**、④**複数の椎体に病変をきたす**ことと言えるでしょう。通常の化膿性椎体炎とは異なる点です。

2 画像所見

　画像ではどう見えるのでしょうか。初期の画像所見では、椎体 X 線では骨萎縮像を認めるのみで特異的な変化は見られません。進行して骨破壊の進行が進みますが、椎間板は保たれるため、骨粗鬆症による椎体骨折と鑑別が難しいこともあります。

　レントゲンではわかりくにいため、CT や MRI を行います。CT は軟骨下骨の侵食像、石灰化病変、造影すれば膿瘍がはっきりと見えます。内部に石灰化を伴う膿瘍があれば、脊椎カリエスを積極的に疑います。膿瘍はくっきり見えますので、ドレナージを行うなら造影 CT は必須です。

　MRI では初期から異常所見を捉えることができます。T1 強調画像で低信号、T2 強調画像で高信号、STIR〔(short TI (inversion time) Inversion recovery)〕画像で高信号となります。

　造影 MRI では、骨内膿瘍をきたすと椎体内にリング状の増強効果をきたします（Rim-Enhancement）。これは結核性椎体炎と一般細菌による化膿性椎体炎の鑑別ポイントとも言われますが、結核性椎体炎のみに見られる特異的な所見ではありません。化膿性椎体炎と結核性椎体炎の違いは 表1 のようになります[3]。

3 早期の診断が困難

　結核菌は緩やかに増殖する疾患です。そのため骨破壊に至るまで時間がかかります。強い炎症反応が起こりにくいことも特徴でした。そのため、初発症状は微熱、腰痛、病変がある関節の運動痛です。高齢者であれば関節症状は日常に見られる症状であるため、早期の診断は難しいです。さらには、椎間板は温存されたまま、1 椎体だけの状態では、骨粗鬆症による椎体骨折と極めて区別が困難です。そのため、椎体炎と診断した症例は、化膿性椎体炎、転移性椎体

炎、結核性椎体炎などの鑑別をしっかりと行う必要があります。
　結核性椎体炎の確定診断はCTガイド下や手術などの椎体病変から結核菌が分離されることです。病歴、結核の既往歴、画像所見、肺結核の有無、インターフェロンγ遊離試験など、様々な所見から総合的に疑い、生検が行われます[4]。結核の血行性転移であることから、椎体病変が見つかる前に、既に肺結核と診断されている例がやっぱり多いです。

4 内服治療が原則

　脊椎カリエスに対する治療の基本は抗結核薬です。治療薬は肺結核と同様ですが、治療期間は長くなります。米国胸部学会は12か月の治療を推奨しています[5]。膿瘍に対してはドレナージが行われることがあります。外科療法は、抗結核薬に治療抵抗性、麻痺が改善しないまたは増悪する場合、瘻孔および膿瘍があるときに考慮されます[6]。
　脊椎カリエスは歴史がありますが、ガイドラインがありません。海外では7つの臨床的・放射線学的基準（膿瘍形成、椎間板変性、椎体虚脱、後弯、sagittal index、不安定性、神経学的問題）に基づく脊椎結核の分類システムGATA（Gulhane Askeri Tıp Akademisi）が手術の指標として提唱されています（表2）[7]。この分類ではIB、II、III型が手術適応です。

COLUMN／正岡子規と脊椎カリエス

　結核を患った著名人はたくさんいますが、脊椎カリエスを患ったといえば正岡子規です。彼の雅号（ハンドルネーム）である子規は、血を吐くホトトギスになぞらえたものでした。"柿くへば鐘が鳴るなり法隆寺"という有名な句は、緊急帰国した後、東京に戻る途中に立ち寄った奈良の旅館で詠まれました。
帰郷中の10月、彼は徐々に悪化していく腰痛を訴え、ついには歩行困難になりました。徐々に症状は進行していき、明治32年には座ることが困難となり、寝たきりとなってしまいました。全身を結核菌が蝕んでいったのです。彼の肖像が左向きなのは（図3）、正面向きで背筋を伸ばそうとしても、カリエスによる激痛で難しく、前屈みの姿勢しかとれなかったためと言われています。

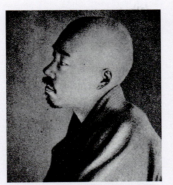

図3 有名な正岡子規の肖像
(国立国会図書館．近代日本人の肖像より)

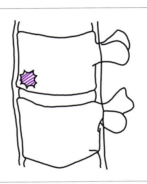

図1 脊椎カリエスの進展①

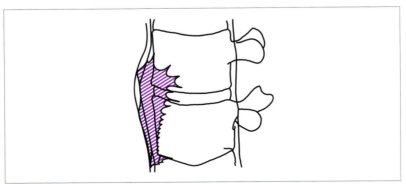

図2 脊椎カリエスの進展②

表1　化膿性椎体炎と結核性椎体炎のMRI所見

	結核性椎体炎	化膿性椎体炎
傍脊柱膿瘍、脊髄内膿瘍	あり	なし
膿瘍壁	薄く滑らか	厚く不規則
造影後の傍脊椎異常信号の境界	明瞭	不明瞭
造影後に辺縁の増強を伴う膿瘍	椎骨内膿瘍	椎間板膿瘍
椎体の造影パターン	不均一・巣状	均一
関与する椎体	多数	2つ以下
椎間板病変	正常から軽度の椎間板破壊	中等度から完全な椎間板破壊
椎体骨半分以上の破壊	頻繁、高度	稀、軽度から中等度

(Lee KY. Comparison of pyogenic spondylitis and tuberculous spondylitis. Asian Spine J. 2014; 8: 216-223 より改変)

表2　GATA分類システム

分類	病変
IA	病変は椎骨にあり、1レベルの椎間板変性 崩壊なし、膿瘍なし 神経学的欠損なし
IB	膿瘍形成 1〜2レベルの椎間板変性 崩壊なし 神経障害なし
II	椎体崩壊（病的骨折） 膿瘍形成 後弯（前方手術で矯正可能） 神経障害の有無にかかわらず、安定した変形 Sagittal Index が20度未満
III	重度の椎体崩壊 膿瘍形成 重度の後弯 神経障害の有無にかかわらず不安定な変形 Sagittal Index が20度以上

(Oguz E, et al. A new classification and guide for surgical treatment of spinal tuberculosis. Int Orthop. 2008; 32: 127-133 より改変)

参考文献など

1) De Vuyst D, et al. Imaging features of musculoskeletal tuberculosis. Eur Radiol. 2003; 13: 1809-1819.
2) Jung NY, et al. Discrimination of tuberculous spondylitis from pyogenic spondylitis on MRI. AJR Am J Roentgenol. 2004; 182: 1405-1410.
3) Lee KY. Comparison of pyogenic spondylitis and tuberculous spondylitis. Asian Spine J. 2014; 8: 216-223.
4) 谷島伸二, 他. 化膿性椎体炎と脊椎カリエス. MB Orthop. 2016; 29: 129-136.
5) Bass JB Jr, et al. Treatment of tuberculosis and tuberculosis infection in adults and children. American Thoracic Society and The Centers for Disease Control and Prevention. Am J Respir Crit Care Med. 1994; 149: 1359-1374.
6) Rezai AR, et al. Modern management of spinal tuberculosis. Neurosurgery. 1995; 36: 87-97; discussion 97-98.
7) Oguz E, et al. A new classification and guide for surgical treatment of spinal tuberculosis. Int Orthop. 2008; 32: 127-133.
8) 国立国会図書館. 近代日本人の肖像. https://www.ndl.go.jp/portrait/datas/329/（閲覧日：2024年7月10日）

Chapter IV 肺結核と肺外結核

7 結核性髄膜炎

　結核性髄膜炎は、全結核患者に占める割合は0.3%と言われています。診断が遅れると命に関わり、救命できても後遺症が残りうる疾患です。**髄膜炎をみたら、鑑別診断として結核性髄膜炎を頭に入れる必要があります。**

　結核性髄膜炎は、文字通り結核菌が原因で発症する髄膜炎です。一次結核から結核菌が血液の中に入り、全身にばらまかれ、脳を包んでいる膜にたどり着き、病巣をつくって生じます。

　とはいえ、髄膜への血流感染の仕組みは結構複雑です。髄膜を含む中枢神経系は、血液脳関門（Blood-brain barrier：BBB）や血液脳脊髄液関門（Blood cerebrospinal fluid barrier：BCFSB）という強力なバリアに守られており、結核菌が感染するのは容易ではありません。しかし、結核菌は賢く、このバリアをいろいろな技を使ってすり抜け、中枢神経系に侵入していくのです。例えば、好中球やリンパ球が、結核菌を体の中に忍ばせて、BBBをすり抜けてしまう、まるでトロイの木馬のような技を使うことがあります[1]。

　脳に入った結核菌は、脳内の免疫担当であるミクログリア細胞に感染します。ミクログリア細胞から出るサイトカインで脳血液関門が破壊され、脳皮質や髄膜に乾酪壊死病巣、通称「Rich Focus」をつくります。これが破裂して、くも膜下腔に結核菌が飛び散り、脳脊髄液や髄膜に感染が広がるのです。やってきた結核菌に対しては、細胞性免疫が働きますので、髄液はリンパ球優位の細胞数増加が見られます[2]。

1 結核性髄膜炎の症状と病期

　結核性髄膜炎の症状は、他の髄膜炎の症状と同じく、発熱、頭痛、嘔吐が見られ、悪化すれば脳神経麻痺や痙攣や意識障害が見られます（**表1**）。細菌性髄膜炎と比べて脳神経症状が多いのも一つの特徴です[3]。気をつけるべきことは多くは**亜急性に進展する**ことです。最初は漠然とした体調不良や微熱、体重

減少から始まり、髄膜炎の症状が出現していきます。上記の経過が緩徐であるため、頭痛が次第に悪化し、痙攣や意識障害に陥って初めて診断に至るケースがあります[4]。

表1 結核性髄膜炎の症状と臨床所見

症状	臨床所見
頭痛（50～80%） 発熱（60～95%） 嘔吐（30～60%） 羞明（5～10%） 食思不振（60～80%）	頸部硬直（40～80%） 錯乱（10～30%） 昏睡（30～60%） 脳神経麻痺（30～50%） 　Ⅲ（5～15%） 　Ⅵ（30～40%） 　Ⅶ（10～20%） 片麻痺（10～20%） 対麻痺（5～10%） 痙攣（小児：50%、成人：5%）

(Thwaites GE, et al. Tuberculous meningitis: many questions, too few answers. Lancet Neurol. 2005; 4: 160-170 より改変)

2 髄液の抗酸菌検査

　結核性髄膜炎の確定診断は、髄液の抗酸菌検査で結核菌を検出することです。しかし、髄液の抗酸菌検査の塗抹検査の感度は10～37%、培養検査は43～52%に過ぎません[5]。結核性胸膜炎と同様に、結核菌に対する免疫反応の方が強く、**菌体自体はあまり検出できない**のです。

　髄液の培養検査は1か月もかかり、緊急性を要する結核性髄膜炎の早期診断には全く向いていません。しかし、薬剤感受性検査は治療方針では重要であり、必ず提出することが大切です。十分な検出率を得るには、6 mL以上の検体量が必要です[6]。

　迅速性に優れるのは、核酸増幅法です。従来のPCRを改良したnested PCR法が優れていると言われています。24例の検討ですが、感度96.3%、特異度100%という高い診断能力を有する検査です[7]。現時点（2024年7月）では商業ベースで利用できるようになっていますが（保健科学研究所）、保険収載はされていません。その他の核酸増幅法としてはXpert MTB/RIFがあり、感度は85%、特異度は99%でした[8]。日本では髄液検体には保険適応があ

りません。

3 結核性髄膜炎の髄液所見

　結核性髄膜炎の診断には、胸水と同様に抗酸菌検査以外の髄液所見が重要になります。髄液は見た目では透明、単核球優位の細胞数の増加（10〜1,000/μL）、無菌性タンパクの増加（50〜300 mg/dL）、糖の減少（髄液糖／血糖比＜0.5）が特徴的です。この所見をみれば、積極的に結核性髄膜炎を疑う必要があります。

　また、胸水と同じく、髄液のアデノシンデアミナーゼ（ADA）の上昇が特徴的です。Xu らのメタアナリシスでは、カットオフ値を 9 または 10 IU/L とした場合感度 79％、特異度 91％と言われています[9]。しかし、Tuon らのメタアナライシスによると、カットオフ値を 1〜4 IU/L とした場合は感度 93％以上、特異度は 80％未満、＞8 IU/L とした場合は、感度が 59％未満、特異度が 96％でした[10]。カットオフ値はバラバラです。

　ADA は高値であれば確かに結核性髄膜炎の可能性は高くなりますが、髄液 ADA 検査はあくまでも参考所見にとどまります。また、髄液の T-SPOT®.TB 検査も保険適応外であり参考所見となりますが、感度は 59％、特異度が 89％であり[11]、ADA とともに補助診断として用いることとなります。

4 頭部画像所見

　頭部画像所見では、水頭症、脳底部髄膜の造影剤増強効果、脳梗塞、結核腫が見られます。検出力は CT よりも MRI のほうが高いです。MRI は大脳基底核、中脳、脳幹部の診断性能が高く、拡散強調像では急性期脳梗塞の検出が可能です。造影すれば、脳結核腫を検出しやすくなります。T1 強調画像では低信号、T2 強調画像では高信号をきたし、造影するとリング状または均一に増強が見られます。また、中枢神経系結核患者のうち脳結核腫は 50％、梗塞は 25％にみられたと報告されています[12]。

5 結核性髄膜炎は実際どのように診断・治療するのか？

　髄液の抗酸菌検査を実施しても、結核菌の検出には時間がかかります。また、抗酸菌検査の感度と特異度は十分ではないため、抗酸菌検査のみでは確定診断に至りません。しかし、**診断が遅れてしまえばそれだけ死亡率や後遺症のリスクを高めてしまいます**。早期診断は不可欠です。

　2002 年に提案されたベトナム診断基準[13]は、髄液の抗酸菌検査を待たずに早期診断が可能となるツールです（表2）。この基準は臨床的特徴と血液および髄液の所見を用い、他の髄膜炎と区別することが可能です。その精度は感度 86％、特異度 79％とも言われています[13]。たくさんの検査項目が含まれていないため、リソースが限られた環境でも用いることができます。

　また、2010 年には Malais らが提案した診断基準[14]は、ベトナム基準よりも詳細で複雑なスコアリングシステムを用いています。この基準は結核性髄膜炎の診断において、症例を「確定」、「推定」、「可能性あり」の３つのカテゴリに分類し、それぞれに応じた診断基準を提供します。

　このスコアリングシステムは、臨床症状や検査結果を総合的に評価し、それらを組み合わせて診断を行います。画像診断が利用できるかどうかにかかわらず、様々な要素を考慮して結核性髄膜炎の可能性を判断するため、診断の精度が向上します。

　Malais らのスコアリングシステムは非常に複雑ですが、それぞれの構成要素をみると、結核性髄膜炎の典型的な特徴をとらえています。表3 のようにまとめました。

　結核性髄膜炎の診断には、患者背景、臨床所見、検査結果、画像所見など、**あらゆる知識と情報を総動員すること**が不可欠です。結核の既往歴や結核患者との接触歴、結核流行地域からの渡航歴、5 日以上続く亜急性の経過、髄液検査でのリンパ球増加や糖の低下、血液の IGRA 陽性、頭部 CT や MRI での水頭症、脳底槽の造影増強、結核腫、脳梗塞といった所見、他臓器での結核感染が確認されることが診断の鍵となります。これらの所見が多ければ多いほど、結核性髄膜炎の可能性は一層高まります。

表2 ベトナム診断基準

対象患者
髄膜炎を有する成人（15歳以上）で、髄液糖と血糖比が0.5未満であること
臨床的特徴とスコア
年齢 36歳以上（+2） 36歳未満（0） **血液白血球数** 15,000/μL以上（+4） 15,000/μL未満（0） **病歴の長さ** 6日以上（-5） 6日未満（0） **髄液中の白血球数** 750個/μL以上（+3） 750個/μL未満（0） **髄液中の多形核細胞の割合** 90％以上（+4） 90％未満（0）
判定
総スコア≦4：結核性髄膜炎の可能性が高い 総スコア＞4：結核性髄膜炎以外の診断を検討する

(Thwaites GE, et al. Diagnosis of adult tuberculous meningitis by use of clinical and laboratory features. Lancet. 2002; 360: 1287-1292 より改変)

表3　結核性髄膜炎の臨床的特徴まとめ

臨床所見
5日以上の亜急性の経過 体重減少、または体重増加不良 寝汗（盗汗） 局所神経障害（脳神経障害以外） 脳神経障害、意識障害

脳脊髄液所見
透明な外観 細胞数 10 ～ 500/μL 単核球優位（≧ 50%） 蛋白 ≧ 100mg/dL 髄液糖/血糖比 < 0.5 または 脳脊髄液糖 < 40mg/dL

頭部画像所見
水頭症 脳底槽の造影増強効果 結核腫、脳梗塞 造影前の脳底槽の高信号

結核感染を疑う病歴
2週間以上持続する咳嗽 結核患者との1年以内の濃厚な接触

他部位での結核感染の証明
胸部X線での活動性結核所見 CT、MRI、超音波での中枢神経以外の結核病変の証明 喀痰、リンパ節、胃洗浄液、尿、血液培養からの結核菌の検出 中枢神経以外の検体からの核酸増幅法による結核菌の検出

除外すべき疾患
細菌性髄膜炎、クリプトコックス髄膜炎 神経梅毒、リンパ腫、癌性髄膜炎 ウイルス性髄膜炎、脳マラリア、寄生虫 好酸球性髄膜炎、脳トキソプラズマ、脳膿瘍

（Marais S, et al. Tuberculous meningitis: a uniform case definition for use in clinical research. Lancet Infect Dis. 2010; 10: 803-812 を参考に筆者作成）

参考文献

1) Manyelo CM, et al. Tuberculous Meningitis: Pathogenesis, Immune Responses, Diagnostic Challenges, and the Potential of Biomarker-Based Approaches. J Clin Microbiol. 2021; 59: e01771-20.
2) Xu HB, et al. Diagnostic value of adenosine deaminase in cerebrospinal fluid for tuberculous meningitis: a meta-analysis. Int J Tuberc Lung Dis. 2010; 14: 1382-1387.
3) Thwaites GE, et al. Tuberculous meningitis: many questions, too few answers. Lancet Neurol. 2005; 4: 160-170.
4) Thwaites GE, et al. Tuberculous meningitis: more questions, still too few answers. Lancet Neurol. 2013; 12: 999-1010.
5) 日本神経治療学会. 標準的神経治療：結核性髄膜炎. 神経治療. 2015; 32.
6) Thwaites GE, et al. Improving the bacteriological diagnosis of tuberculous meningitis. J Clin Microbiol. 2004; 42: 378-379.
7) 高橋輝行, 他. 結核性髄膜炎の遺伝子診断：PCR法による診断の進歩と今後の展開 臨床神経. 2013; 53: 1187-1190.
8) Hernandez AV, et al. Diagnostic accuracy of Xpert MTB/RIF for tuberculous meningitis: systematic review and meta-analysis. Trop Med Int Health. 2021; 26: 122-132.
9) Xu HB, et al. Diagnostic value of adenosine deaminase in cerebrospinal fluid for tuberculous meningitis: a meta-analysis. Int J Tuberc Lung Dis. 2010; 14: 1382-1387.
10) Tuon FF, et al. Adenosine deaminase and tuberculous meningitis--a systematic review with meta-analysis. Scand J Infect Dis. 2010; 42: 198-207.
11) Kim SH, et al. Rapid diagnosis of tuberculous meningitis by T cell-based assays on peripheral blood and cerebrospinal fluid mononuclear cells. Clin Infect Dis. 2010; 50: 1349-1358.
12) Wasay M, et al. Cerebral infarction and tuberculoma in central nervous system tuberculosis: frequency and prognostic implications. J Neurol Neurosurg Psychiatry. 2014; 85: 1260-1264.
13) Thwaites GE, et al. Diagnosis of adult tuberculous meningitis by use of clinical and laboratory features. Lancet. 2002; 360: 1287-1292.
14) Marais S, et al. Tuberculous meningitis: a uniform case definition for use in clinical research. Lancet Infect Dis. 2010; 10: 803-812.

8 重症結核（粟粒結核・敗血症・ARDS について）

1 粟粒結核は結核の「血流感染」で起こる

　粟粒結核とは何かといえば、胸部 CT で、肺の一面中に広がるつぶつぶした無数の病変をきたす結核ですね（図1）。粟粒とは、病理解剖で 2 mm くらいの、まるで粟みたいな細かい病変が見られたためそう呼びます（図2）。特殊な所見をきたすため、「肺結核」の特殊型と考えてしまいますが、少し違うのです。

　粟粒結核は別名「播種性結核（Miliary Tuberculosis：通称みりてー）」と言い、結核菌が**血流にのって全身に広がり、2 つ以上の臓器に病変が生じた状態**を言います。一方で肺結核の病変は、気道を通じて広がります。つまり、広がるルートが異なります。イメージで言えば、血管を通じた結核感染のバイパスルートができた感じでしょうか。

　臓器結核の症状に乏しいことがあるため、粟粒結核は「不明熱」の鑑別診断の一つとなりえます。

　粟粒結核を患った有名人といえば、アメリカ合衆国第 32 代大統領フランクリン・ルーズベルトの妻、エレノア・ルーズベルトです[1]。再生不良性貧血に対し、ステロイドが投与されましたが、原因不明の発熱が続きました。その後、亡くなる 1 か月前にやっと粟粒結核と診断されたのです。大統領夫人ですから、当時はアメリカの凄いお医者さんたち、ぶっちゃけ**アベンジャーズみたいな医師団**で治療したと考えられます。それでも時に大変難しい疾患なのです。

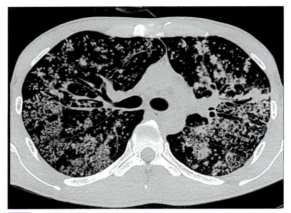

図1 粟粒結核の胸部 CT 像
両肺野にびまん性の粒状影を認める。結節は胸膜直下にも分布し、血行性の分布と考えられる。よく見ると左肺は、気道に沿って分布している部分があり、一部には肺結核が混在していることがわかる。

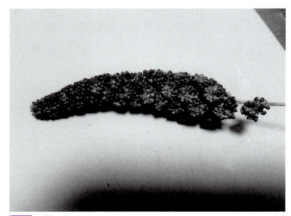

図2 粟
うちの亡きハムスター（ねず子）の大好物であった。当時食べていた実物。

参考文献

1) Lerner BH. Revisiting the death of Eleanor Roosevelt: was the diagnosis of tuberculosis missed? Int J Tuberc Lung Dis. 2001; 5: 1080-1085.

2 肺結核と粟粒結核の違い

　肺結核も粟粒結核も、肺につぶつぶした陰影をきたします。似たようなCTですが、マニアから言わせてもらうと、全然違う陰影なのです。前者は気道を通じて、後者は血流を通じて病変を作ります。ルートが違えば分布が異なり、CT像も全然違うのです。

　肺野の血管と言えば、肺動脈と肺静脈ですよね。肺動脈は、区域のど真ん中である気管と並走しています。一方で肺静脈は気管と気管の間を走行しています。これは肺を細かく細かく分けて、「小葉」の単位までいっても変わりません。肺動脈は小葉の真ん中にある気管支と並走し、肺静脈は気管と気管の間、つまり小葉間隔壁を通ります。

　粟粒結核はこの肺動脈、肺静脈にも病変を作るのです（図3）。気道分布と異なり、よーく見ると分布はバラバラです。気道分布と鑑別をつけるポイントは**「胸膜直下」に病変があるかどうか**です。胸膜には血流はありますが、気道は分布していません。そのため、胸膜直下に陰影があれば、肺結核ではなく粟粒結核を考えます。

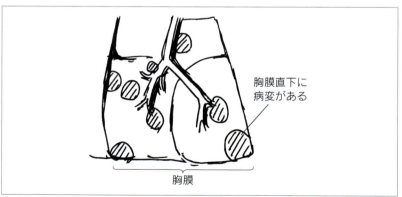

図3　粟粒結核のランダムな分布（小葉単位）
肺動脈、肺静脈に沿ってランダムな病変を認める。胸膜直下にも病変をつくっているのが特徴。

3 粟粒結核と血液感染症

　粟粒結核は結核の血流感染で起こります。そのため、血流が多い臓器に病変

をつくります。肺、肝臓、脾臓、腎臓などにあのつぶつぶした病変をつくります。一度血流に乗ってしまえば、血液はありとあらゆる臓器に流れているので、例えば髄膜や心膜、皮膚にも病変をつくることがあります。何でもありっていうやつですね。

4 結核と敗血症・敗血症性ショック

　結核は徐々に体を蝕み、悪化していきます。他の細菌感染症より進行は遅いですが、重症化していけばいわゆる敗血症・敗血症性ショックをきたすことがあります。

　結核による敗血症の臨床像を明らかにした文献として、Kethireddy らの報告[1]が有名です。カナダ、米国、サウジアラビアの ICU で、1996 年から 2007 年までの敗血症性ショック 53 例を解析しています。死亡率は 79.2% と、とても高い数値になっています。91% に肺結核があり、51% に播種性結核（粟粒結核）がありました。発症 24 時間以内に抗結核薬を投与すると生存率は 54.5%、24 時間以降に遅れると 4.8%にまで低下しました。

　一般細菌による敗血症と同様に、救命するにはできるだけ早く抗結核薬を投与しなければいけません。しかし、結核の敗血症は非常に稀です。敗血症性ショックと診断した全例に、いきなり抗結核薬を投与することは推奨されないでしょう。

　結核による敗血症の9割に肺結核が存在するわけですから、敗血症性ショックが疑われる状態で、肺に空洞影など結核を疑う陰影があれば、すぐに抗酸菌検査を提出するのが得策です。その場合に、塗抹検査や核酸増幅法は強力な力を発揮します。結果を待つ猶予がない場合には、結果を待たずに抗結核薬を開始することも正当化されます。

参考文献
1) Kethireddy S, et al. Mycobacterium tuberculosis septic shock. Chest. 2013; 144: 474-482.

5 粟粒結核と ARDS(Acute Respiratory Distress Syndrome)

ARDS(Acute Respiratory Distress Syndrome) は急性呼吸窮迫症候群の略語です。様々な病因により急性の肺水腫が起こります。肺炎など直接肺にダメージが起きて発症する場合もあれば、敗血症やけが、やけどなど間接的なダメージで発症することもあります。CT ではびまん性の浸潤影をきたします。肺は真っ白です。

こんな重症な状態を見れば、ついついたくさん輸液をしたくなりますが、肺水腫を起こしているため逆効果です。人工呼吸では、低換気や高めの PEEP、高 CO_2 を受容する（Permissive Hypercapnea）、いわゆる肺保護換気が必要です。

つまりは全身管理の方法が異なります。そのため、肺が真っ白なとき、もしかして ARDS では……？ と注意しなければなりません。

肺の感染症で起こるわけですから、結核でも ARDS は起こります。

しかし、どのくらいの頻度で起こるのでしょうか。その答えとなるのが、結核の抗蔓延国であるインドからの報告です[1]。北インドの ICU で 16 年間におよぶ ARDS を検討した研究では、469 例のうち結核による ARDS は 18 例に過ぎず、結核以外の原因による ARDS は 451 例でした。結核の高蔓延国であるインドでも結核による ARDS は 1 年に 1 例くらいということになります。低蔓延国となりつつある日本ではもっと稀と言えます。

では、どんな結核の中が ARDS を起こしやすいのでしょうか。ARDS をきたす因子を検討したのが Shrama らの報告です[2]。すべての結核症のうち、ARDS をきたしたのは 1.06% でした。ARDS をきたしやすい因子は、粟粒結核があること (Odds Ratio：OR 4.6, 95%CI 1.2 〜 17.8)、発症から診察時までに 30 日以上経過していること (OR 177.9, 95%CI 39 〜 811.7) などがありました。**診断の遅れた結核と粟粒結核は ARDS をきたしやすい**と言えます。

逆に、ARDS に遭遇した場合に、すぐに結核と診断できるでしょうか。図1 [3]は結核の ARDS の胸部 CT 画像です。正直、粟粒結核や肺結核を匂わせる所見はありません。CT では結核とそれ以外による ARDS の区別は困難です。

病歴や、結核のリスク因子を考えて結核の診断に迫ることは重要です。

しかし、画像で区別ができないのなら、開き直るしかありません。**よくわからない ARDS を見たら、粟粒結核を思い出す**ことが、いつかライフハックと

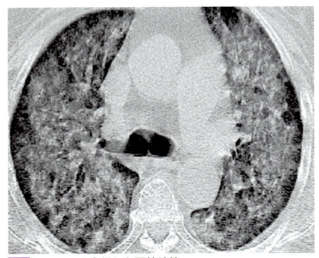

図1 ARDSを合併した粟粒結核
胸膜直下を除くほぼ全体にすりガラス影が広がっており、粟粒結核の所見はほとんど見えない。
(橘高誠, 他. 免疫抑制剤投与中に急性呼吸促拍症候群を合併した粟粒結核の一例. 川崎医学会誌. 2017; 43: 69-73 より)

なるでしょう。

参考文献

1) Sharma SK, et al. Predictors of development and outcome in patients with acute respiratory distress syndrome due to tuberculosis. Int J Tuberc Lung Dis. 2006; 10: 429-435.
2) Muthu V, et al. Acute respiratory distress syndrome due to tuberculosis in a respiratory icu over a 16-year period. Crit Care Med. 2017; 45: e1087-e1090.
3) 橘高誠, 他. 免疫抑制剤投与中に急性呼吸促拍症候群を合併した粟粒結核の一例. 川崎医学会誌. 2017; 43: 69-73.

9 喘息かと思ったら気管支結核だった話

呼吸器の診療をしていると、とんでもないケースに出くわすことがあります。

「あ…ありのまま 今 起こったことを話すぜ！ な……何を言っているのかわからねーと思うが……『**喘息と思ったら結核だった。**』おれも何が起きたかわからなかった」（ジャン＝ピエール・ポルナレフ）

1 症例

気管支結核は、気道狭窄により喘息と同じような、気管支狭窄音を聴取しうる疾患です。喘息と勘違いすれば診断が遅れやすく[1]、多くの接触者が生じうる深刻な事態となりうることがあるので、注意しましょう。

【症例】28歳、女性
【主訴】咳嗽、喀痰
【既往歴】花粉症
【現病歴】1か月前より咳嗽と喀痰を自覚するようになった。胸部聴診上、Wheeze（ヒューヒューという音）と考えられる連続性ラ音を聴取した。喘息と診断され、吸入ステロイドを処方された。2週間程度は改善したが再度増悪した。再度吸入ステロイドを投与したが、増悪緩解を繰り返していた。経過中に撮影した胸部X線では明らかな陰影が見られなかった。胸部CT検査を行ったところ、細葉中心性（小葉中心性）の粒状影、気管支の狭窄を認めた（図1、図2）。喀痰抗酸菌塗抹陽性（3+）、結核菌PCR陽性であり、気管支結核と診断された。

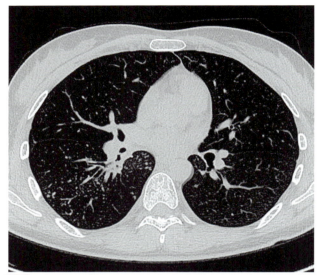

図1 右側の気管支の狭窄および、細葉中心性（小葉中心性）陰影が見られる

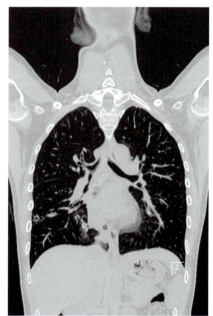

図2 CT再構成による環状断
右中間気管支幹が狭窄している。

2 喘息と気管支結核の区別は意外に難しい

　気管支結核は、肺結核のうち数％に合併する稀な疾患です。結核菌が気管支壁に侵入し潰瘍や肉芽を作ります。本邦の気管支結核の臨床像は表1のようになります[2]。

　気管支結核は、明らかな基礎疾患をもたない患者が多く、どちらかと言えば50歳以下の成人、そして女性に多いです。咳嗽、嗄声といった気道症状が強いのがわかります。海外の報告によれば61.1%に湿性咳嗽をきたすと言われています[3]。

　画像所見では、日本結核病学会の胸部単純X線所見分類のⅢ（不安定非空洞型）が多いとされています。つまり、空洞をきたしていない陰影をとることは多くありません。症例のように排菌が多い例であっても、胸部X線画像で活動性肺結核と分からないことも珍しくないのです。

　気管支結核は、病理学的には筋層や軟骨などを含む気管・気管支壁に潰瘍、肉芽腫、線維化が生じます。進行していけば、気管および気管支が狭くなっていきます。部位としては左の主気管支に多いです[2]。

　狭窄した気管に空気が一気に流れれば、ピューとかゼーとか、いわゆる連続性ラ音が聞こえます。つまり、気管支結核は気道狭窄があれば、喘息のように喘鳴が聞こえます。また、気管表面にただれた病変がむき出しになるため、刺激に対して敏感になり、ちょっとの刺激で咳が出やすくなります。

　気管の表面に病変があるため、喀出される痰にはたくさん結核菌がいます。肺の中よりも、中枢気管支、つまり口側に病変があればさらに増えますよね。たくさんの咳とともに、生きた結核菌を周囲にまき散らす恐怖の疾患です。

表1 日本の気管支結核 103 例の臨床像

性別	
男性	41 例
女性	62 例
年齢	
29 歳以下	26 例
30 〜 49 歳	27 例
50 歳以上	50 例
基礎疾患（糖尿病、HIV、陳旧性結核症）	
明らかなものなし	77 例
症状	
咳嗽	70 例
発熱	18 例
嗄声	13 例
体重減少	10 例
胸部 X 線分類	
病型 II（非広範空洞型）	21 例
病型 III（不安定非空洞型） 病型 III 1（上記のうち、拡がりが小範囲）	82 例 39 例
喀痰塗抹	
陽性	81 例
陰性	22 例

（田村厚久, 他. 気管支結核の現状：103 例の解析. 結核. 2007; 82: 647-654 より改変）

　本症例を最初に喘息と診断してしまった原因の一つは、このように臨床像に加え、患者の年齢層や性別が重複していることです。一般的に 8 週間以上続く、いわゆる慢性咳嗽の原因のうち、頻度の高い疾患は咳喘息・気管支喘息です[4]。喘息は小児期に発症が多いですが、成人に発症する場合は、女性が多いです（**図3**）[5]。海外の報告によれば喘息は成人女性の 40 歳前後までに発症することが多く[6]、患者層はそっくりですね。そして、患者層が重複しているということは、合併することもあるのです……。

　では、喘息と気管支結核の鑑別はどうしたらよいでしょうか。筆者の経験則

になりますが

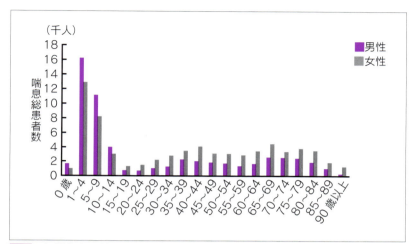

図3　年齢および性別の喘息患者数
（厚生労働省．平成26年患者調査（傷病分類編）．傷病別年次推移表より作成）

喘息として何か違うぞ、矛盾する点は以下のように考えます。

気管支結核は著しい湿性咳嗽（喀痰を伴う咳嗽）をきたす

　患者さんは「咳や痰が出て、ヒューヒュー言う」という症状で受診されています。基礎疾患がない患者さんであれば、前述のように喘息なのかなぁと思いながら診察します。ここで、少し喘息として違和感があるのは、痰の頻度と色、量でしょうか。もちろん、喘息の患者さんも喀痰を自覚します。問診票があれば「痰」の項目に○をつけるでしょう。

　ただ、喘息（特に咳喘息）の患者さんの言う痰は、**絡んでいるけど、喉の奥に引っかかって出ない**、と表現されることが多いです。また、痰が出るとしても、黄色い痰が少し出ると訴えられます。膿性痰（濁った痰が出てくる）を伴う場合は違う疾患なのかなと疑ってかかります。

　喘息の患者さんに喀痰が増えてきた場合、特に朝に多い場合には、まずは後鼻漏や副鼻腔炎の合併を疑います。内科医はマクロライドと去痰薬で経過観察し、繰り返すなら耳鼻咽喉科の受診を促すことはよくよくあります。その中にはこういった、とんでもない地雷が隠れているわけです。

　それはさておき、とにかく気管支結核の咳と痰の性状は、そういった湿性

咳嗽とは特徴が少し異なります。海外の文献では"**a barking cough with variable amounts of sputum**"（痰の量が変化する、犬が吠えるような咳）と表現されています[3]。barking cough はクループの所見だって医学生のとき習いました。咳が強く、膿性痰がたくさん出るような場合は本当に稀ですが、地雷として気管支結核を頭に入れておくのがよいでしょう。

気管支結核の喘鳴は局所的である

喘息は、発作時には気道炎症による気道狭窄をきたします。つまり、呼気時に連続性ラ音 wheeze や rhonchi が生じます。末梢気道全体に病変をきたすため、通常は両側に聞こえます。気管支結核でも狭窄の程度によって wheeze や rhonchi を聴取しますが、基本的には**狭窄した部位に限局して**聞こえます。つまり、明らかな左右差が見られます。また、中枢気道が狭窄する場合は、stridor（**吸気時**の連続性ラ音）が聴取されます。しっかりと聴診することが大事です。ちなみに、stridor を聴取する疾患は気道異物など、緊急を要する疾患が隠れていることがあります。

気管支結核は、全身症状を伴う

気管支結核も結核感染症です。他の結核症と同様に、局所だけでなく全身の症状をきたします。つまりは、長期に続く微熱、倦怠感、体重減少をきたします。呼吸器症状だけでなく、全身症状を伴うことも鑑別のポイントです（**表1**）。

表1 喘息と気管支結核の違い

	喘息	気管支結核
喀痰	絡んでいるが、出てこない 少し黄色いことがある	膿性痰で、たくさん喀出されることがある
咳の強さ	日内で変動する。夜間や早朝で強いことが多い	強いことが多い
喘鳴	両側に wheeze や rhonchi を聴取することが多い	狭窄部位に限局した wheeze を聴取することが多い 中枢気道では stridor を聴取することも
気管支の病変	気道炎症による気道狭窄	気管病変による物理的狭窄
全身症状	通常はなし	微熱、倦怠感、体重減少をきたす

3 中枢気道の閉塞をきたす鑑別疾患

中枢気道に閉塞をきたす疾患は気管支結核だけではありません。表2 のように、中枢気道閉塞だけでも、多くの鑑別疾患があります。

表2　中枢性気道閉塞をきたす鑑別疾患

悪性疾患	非悪性疾患
原発性気管腫瘍	リンパ節腫脹
気管支原性肺がん	サルコイドーシス
腺様嚢胞癌	**感染症（結核など）**
粘表皮癌	血管性
カルチノイド	血管輪（肺動脈スリング）
転移性腫瘍	軟骨疾患
腎細胞がん	再発性多発性軟骨炎
乳がん	気管気管支軟骨形成症
甲状腺がん	肉芽組織
肉腫	異物（挿管チューブなど）
悪性黒色腫	外科吻合部
喉頭がん	多発血管炎性肉芽腫症
食道がん	偽腫瘍
縦隔腫瘍	気管支内過誤腫
胸腺がん	気管気管支アミロイドーシス
甲状腺がん	再発性呼吸器乳頭腫症
胚細胞腫瘍	脆弱な気道
リンパ節腫脹	気管軟化症
上記の悪性腫瘍に伴うもの	気管ウェブ
悪性リンパ腫	原発性
	結核
	サルコイドーシス
	その他
	甲状腺腫
	粘液栓
	声帯機能不全
	喉頭蓋炎
	血栓

(Ernst A, et al. Central airway obstruction. Am J Respir Crit Care Med. 2004; 169: 1278-1297 より)

このように、大きくは気管閉塞の鑑別疾患としては**腫瘍と非腫瘍疾患**に分かれ、外から**圧排されるもの（腫瘍、リンパ節、血管）、内腔が狭窄するもの、気管自体の弾性によるものに分かれます**。この中でも、**感染症によるものはほとんどが結核である**ことは押さえておきましょう。

参考文献
1) 大石景士, 他. 気管支喘息として加療され診断が遅れた肺・気管支結核の一例. 山口医学. 2013; 62: 157-160.
2) 田村厚久, 他. 気管支結核の現状：103例の解析. 結核. 2007; 82: 647-654.
3) Lee JH, et al. Endobronchial tuberculosis. Clinical and bronchoscopic features in 121 cases. Chest. 1992; 102: 990-994.
4) 日本呼吸器学会. 咳嗽・喀痰の診療ガイドライン2019. 作成委員会. 咳嗽・喀痰の診療ガイドライン2019.
5) 厚生労働省. 平成26年患者調査（傷病分類編）. 傷病別年次推移表.
6) Sood A, et al. Adult-onset asthma becomes the dominant phenotype among women by age 40 years. the longitudinal CARDIA study. Ann Am Thorac Soc. 2013; 10: 188-197.
7) Ernst A, et al. Central airway obstruction. Am J Respir Crit Care Med. 2004; 169: 1278-1297.

Chapter IV｜肺結核と肺外結核

10 結核の診断的治療について

　「**治療的診断（治療的診断）**」とは、ある疾患が疑われた場合に、その治療への反応を見て、診断を助ける方法です。まだその疾患かはわからないけれど、治療をしてみて、効果があればその疾患だろうし、効果がなければ別の疾患だろうと考えられます。「治療への反応」そのものを、診断のための検査項目とするわけです。

1 肺外結核の場合

　結核においての「診断的治療」は、結核であると100％確証がない状況（結核菌が分離されない状況）で、抗結核薬の投与を行い、改善すれば結核に矛盾しなかった、ということになります。

　この考え方を行うケースの多くは、肺外結核です。結核の確定診断は、結核菌の分離です。肺外結核は、結核菌が分離されないことがあります。例えば水がたまる系（漿膜炎）の結核、つまりは結核性胸膜炎、髄膜炎、腹膜炎、心膜炎を考えてみましょう。結核で水がたまる現象の多くは、結核菌に対する免疫反応を見ています。そのため、結核菌自体が培養されることは少ないです。

　例えば、胸水がたまっていたら、とりあえず結核の治療をしてみて、水が少し減ったとします。これは結核の診断的治療になるでしょうか。必ずしもそうとは言えませんよね。他の疾患の可能性も一切検討されていませんし、もしかすると自然経過で改善しているのかもしれません。鑑別診断を全く絞れていない状況での抗結核薬の投与は、反応を見ても参考にならない場合があります。

　自説ですが、結核の診断的治療は、できるだけ100％に近い打率で行うことが大切です。具体的に言うと、**「結核以外に鑑別診断がない」状況**で打つべきと思います。その理由はとてもシンプルで「あとで困る」からです。

　さて、結核菌が分離されにくい肺外結核では、「その検体に結核菌がいる状況証拠」を集めることになります。水がたまる系の結核でいえば、穿刺液に含

まれるリンパ球の比率や、ADA、糖の検査を行います。粟粒結核やリンパ節結核では、可能な限り生検検体を調べます。結核菌が検出されなくても、壊死を伴う肉芽腫を探すのです。

検体だけではありません。「宿主の中に結核菌がいる状況証拠」も集めます。例えば IGRA 検査です。IGRA が陽性であれば、活動性か潜在性かはわかりませんが、少なくとも結核菌が体の中にいます。

肺外結核の多くは、肺結核を合併することが多いので、画像診断（とりわけCT）で「肺結核」や「陳旧性肺結核」がないかを調べます。「石灰化病変」は特に有用な所見でした。また、問診で肺結核（昔で言えば肺病、労咳、肺浸潤）の既往、結核のハイリスク群ではないかも聞きます。局所の感染症所見ではなく、全身症状がないかも結核のヒントになります。具体的には 2 週間以上続く微熱、倦怠感、体重減少です。

こういった、客観的な情報を総動員します。そうして、「結核以外に鑑別診断がない」状況で、思いきって抗結核薬治療を開始するわけです。

あれ？　これって普通の**肺外結核の診断と治療でやっていること**ですよね。そう、結核菌がつかまらない肺外結核は、そうやって診断的治療を行っているのです。

2 肺結核の場合

肺結核を疑っても、どうやっても喀痰から結核菌が分離されない場合、胃液や気管支鏡が行われます。それでも結核菌が分離されないことがあります。

肺結核の喀痰塗抹陽性率は地域により異なり、およそ 30 ～ 60% と言われています[1]。日本では、2021 年 結核登録者情報調査年報での喀痰塗抹陽性肺結核の罹患率（人口 10 万対）は 3.0 であり、喀痰塗抹陽性肺結核の患者が全体に占める割合は 36.2% でした。これはあくまでも肺外結核などを含む、全結核に対する割合ですが、意外に少なく思ってしまいます。

肺外結核と同じように、あらゆる手段を用いて、結核で矛盾しない状況まで深め、それが結核以外ありえない、という時には診断的治療を考慮します。

ただし、その後の予測がつきにくく、地域の結核治療医によく相談してから行うのが安全と思います。

3 診断的治療の注意点

　十分な鑑別ができていないまま診断的治療を行うと、あとで困ります。特に、治療にもかかわらず悪くなったときです。

　結核が治療にもかかわらず改善しない、もしくは悪化する理由は、①診断が間違えている、②治療が不十分であった（薬剤耐性結核だった、結核薬の内服が不規則もしくはできていなかった）、③初期増悪が起こっている、ことが考えられます。治療が不十分であった、初期増悪が起こっているという選択肢は、あくまでも疾患が結核症であるという前提です。

　結核症の治療を行う場合は、治療がうまく行っているかだけでなく、「**その経過は結核症の治療経過に矛盾しないか？**」という意識を持つことが必要です。治療を開始してからも鑑別診断を意識しなければならない、特殊な疾患です。

　これは診断的治療だけでなく、確定診断された場合にも言えることです。例えば、肺結核患者が基礎疾患に重症のCOPD（肺気腫）を持っていたとしましょう。治療に不応な場合、気腫の病変には、アスペルギルス症が合併しているかもしれません。空洞を伴う広範な浸潤影がみられ、縦郭リンパ節まで腫大している場合、肺癌が合併しているかもしれません。

　「疑う→診断する→治療を開始する→経過に矛盾しないか振り返る」

　これは診断的治療を行う場合だけでなく、すべての結核症の治療に言えることです。長く付き合う感染症であるからこそ、大切なのです。

参考文献
1) Campos LC, et al. Characteristics of Patients with Smear-Negative Pulmonary Tuberculosis (TB) in a Region with High TB and HIV Prevalence. PLoS One. 2016; 11: e0147933.

索引

欧文・数字

a barking cough with variable amounts of sputum —— 134
ADA —— 95, 96, 118
ARDS —— 127
barking cough —— 134
BCG —— 33, 60
CFP-10 —— 33
CLSI —— 74
Cobas® RIF/INH —— 40
comb sign —— 100
Cope 針 —— 96
CYP3A4 —— 57
Dormant —— 52
EB —— 47
EBM —— 50
ESAT-6 —— 33
Gaffky —— 36
GATA —— 112
HRCT —— 24
IGRA —— 32
INF γ —— 34
INH —— 47
Interferon Gamma Released Assay —— 32
Iseman —— 50
LAMP 法 —— 38
Light 先生 —— 96
Light の基準 —— 94
M. abscessus —— 75

M. kansasii 症 —— 75
MAC —— 72
MGIT —— 38
Miller の小葉 —— 27
Mycobacterium bovis —— 83
N95 マスク —— 10
N-acetyltransferases 2 —— 56
NAT2 —— 56
nested PCR —— 117
paradoxical reaction —— 61
paradoxical worsening —— 61, 104
PCR 法 —— 38, 40
PPD —— 32
PZA —— 47
QFT-10 —— 34
QFT-Plus —— 32, 34
Ranke complex —— 87
Reid の小葉 —— 27
RFP —— 47
Rule of Eighty —— 105
S6 —— 24
skip lesion —— 100
SM —— 47
stridor —— 134
three-population-model —— 50, 52
TNF（腫瘍壊死因子）-α —— 7, 8
TNF 阻害薬 —— 69
TRC 法 —— 38
tree-in-bud —— 11
Tree-in-bud appearance —— 27, 28

T-SPOT®.TB	32, 34	風立ちぬ	13
Tumor Necrosis Factor	7	活性化マクロファージ	7, 64
VAS	37	化膿性椎体炎	114
2HRZE4HR	46	管内性転移	82
3連痰	39, 42	乾酪壊死	25
		気管支結核	129, 131

和文

あ行

アデノシンデアミナーゼ	118	気腫性変化	31
アミカシン	74	キャリー・マリス	40
胃液検査	42	急性呼吸窮迫症候群	127
維持療法	51	休眠状態	52
イソニアジド	55	胸郭形成術	78
イソニコチン酸ヒドラジド	54	胸腔鏡	96
一次結核	87	胸腔穿刺	93
イプロニアジド	55	凝固壊死	25
イムノクロマト法	38	胸膜生検	96
陰圧室	9	胸膜直下	125
陰性的中率	65, 66	虚脱療法	77
インターフェロンγ	6, 8	クラリスロマイシン	74
インターフェロンγ遊離試験	7, 32	クローン病	100
液体培地	38, 39	蛍光法	36
壊死性リンパ節	100	結核結節	26
エタンブトール	58	結核腫	26
エレノア・ルーズベルト	123	結核性胸膜炎	90, 91, 92
オートファジー	6	結核性髄膜炎	116
小川培地	38	結核性椎体炎	114
		結核センサー	11
		血行性転移	84, 89

か行

化学療法	46	結節・気管支拡張型	72
核酸増幅法	38	結節影	22
		抗GPLcore IgA抗体	73
		硬化性反応期	24
		抗原特異的インターフェロンγ遊離検査	64
		抗酸菌	37

高張食塩水吸入	41
高尿酸血症	60
コウモリの結核	20, 22
固形培地	38, 39
骨膜外充填術	78

さ行

サージカルマスク	10
細胞性免疫	6
サナトリウム	14
サルブタモール	41
散布	23
視神経障害	58
自然耐性	49
湿性咳嗽	133
ジュラシック・パーク	40
静脈角	84
小葉中心性陰影	29
小葉中心性粒状影	27
初感染	86
初期強化療法	50, 51
初期変化群	86
人工気胸術	78
滲出性胸水	93
滲出性反応期	24
滲出性病変	25
浸潤影	22
診断的治療	137
新山手病院	16
ストレプトマイシン	50
精製ツベルクリン	32
生物学的製剤	69, 88
石炭化病巣	87

石炭酸フクシン	37
脊椎カリエス	110, 111
線維空洞型	72
線香花火サイン	29, 30
潜在性結核症	63
穿刺吸引	105
粟粒結核	84, 123
組織培養	105

た行

多剤耐性結核菌	49
チールネルゼン染色	36
腸結核	98, 99
長鎖脂肪酸	2
直達療法	79
チラミン	56
治療的診断	137
陳旧性陰影	67
陳旧性結核症	67
ツベルクリン反応	32
転地療養	14
特発性胸膜炎	91
突然変異	48

な行

七国山病院	16
ニールス・フィンセン	15
肉芽腫病変	27
二次結核	20
日光療法	15

| リンパ節結核 | 104 |
| 冷膿瘍 | 110 |

は行

敗血症性ショック	126
発病リスク	67
瘢痕形成期	30
繁殖性反応期	24
非結核性抗酸菌症	71, 72
ヒスチジン	56
飛沫核	10
飛沫核感染（空気感染）	9
ピラジナミド	59
ファゴソーム	6
ベトナム診断基準	119, 120

ま行

マイコバクテリウムアブセッサス	75
正岡子規	112
魔の山	14
宮崎駿	13
免疫再構築症候群	61
モノアミン酸化酵素	55

や行

| 陽性的中率 | 65, 66 |

ら行

ラングフルート®	41
リソソーム	6
リファンピシン	57
粒状影	22
リンパ行性転移	83

プロフィール

大藤 貴（おおふじ たかし）
国立国際医療研究センター国府台病院　呼吸器内科

山口県防府市出身。2005年に山口大学医学部を卒業後、川崎医科大学呼吸器内科で研鑽を積み、公益財団法人結核予防会複十字病院を経て現職へ。専門は呼吸器感染症と慢性閉塞性肺疾患。趣味はライブ鑑賞で、40代を迎えたころに「人生このままで良いのか」と中年の危機を感じる。新たな趣味を求め、料理や英会話に挑戦するも失敗に終わる。現在は格闘ゲームにハマり、忙しい日々の合間に技を磨いている。

結核を除外するとはどういうことか教えます

2025年1月23日　第1版第1刷 ©

著者 ……………　大藤貴　OFUJI, Takashi
発行者 …………　宇山閑文
発行所 …………　株式会社金芳堂
　　　　　　　　〒606-8425 京都市左京区鹿ケ谷西寺ノ前町34番地
　　　　　　　　振替　01030-1-15605
　　　　　　　　電話　075-751-1111（代）
　　　　　　　　https://www.kinpodo-pub.co.jp/
デザイン ………　naji design
印刷・製本 ……　モリモト印刷株式会社

落丁・乱丁本は直接小社へお送りください．お取替え致します．

Printed in Japan
ISBN978-4-7653-2017-7

JCOPY ＜(社)出版者著作権管理機構 委託出版物＞

本書の無断複写は著作権法上での例外を除き禁じられています．複写される場合は，そのつど事前に，(社)出版者著作権管理機構（電話 03-5244-5088，FAX 03-5244-5089, e-mail : info@jcopy.or.jp）の許諾を得てください．

●本書のコピー，スキャン，デジタル化等の無断複製は著作権法上での例外を除き禁じられています．本書を代行業者等の第三者に依頼してスキャンやデジタル化することは，たとえ個人や家庭内の利用でも著作権法違反です．